Vitamine, Mineralstoffe, Spurenelemente

Heinz Knieriemen

Vitamine, Mineralstoffe, Spurenelemente

Gesund und fit mit Vitalstoffen
Ein kritischer Ratgeber

AT Verlag

Inhalt

Vitamine, Mineralstoffe, Spurenelemente – die Lebensspender

Vitamine, Mineralstoffe und Spurenelemente sind untrennbar mit Gesundheit und Vitalität verbunden. Sie sind an unzähligen lebensspendenden und -erhaltenden Reaktionen und Stoffwechselprozessen in unserem Körper beteiligt, auch wenn sie im Gegensatz zu Kohlenhydraten, Fetten und Eiweiß keine unmittelbare Energiequelle darstellen.

Während sich der erste Teil des Namens Vitamin vom lateinischen Wort *vita*, »Leben«, herleitet, geht der zweite Teil auf das Thiamin (Vitamin B_1) zurück – es ist das Vitamin, das als erstes entdeckt wurde. Die Meinung der frühen Forschung, dass die Vitamine alle auf einer Aminbasis, also Stickstoffverbindungen, beruhen, ist allerdings längst widerlegt. Nach der Strukturaufklärung der übrigen Vitamine hat sich nämlich gezeigt, dass diesen Verbindungen kein einheitlicher chemischer Aufbau zugrunde liegt.

Um Vitamine, Mineralstoffe und Spurenelemente wird viel diskutiert. Doch wer gesund ist und sich gesundheitsbewusst ernährt und verhält, ist in aller Regel ausreichend mit diesen Stoffen versorgt. Es gibt jedoch kein Lebensmittel, das alle für den Menschen erforderlichen Stoffe in ausreichender Menge und im richtigen Verhältnis enthält. Deshalb ist eine optimale Versorgung nur bei gemischter und abwechslungsreicher Kost möglich.

Die Lebensspender, mit denen wir uns in diesem Buch befassen, sind für den Menschen unentbehrlich. Sie müssen mit der Nahrung aufgenommen werden. Eine Ausnahme bilden Vitamin D, Vitamin K und die B-Vitamine Niacin und Biotin: Der Mensch ist zur Biosynthese von Vitamin D in der Lage, Voraussetzung ist das ultraviolette Licht der Sonne. Beim Vitamin K sorgt die bakterielle Flora des Darms für einen Teil des Tagesbedarfs. Um Niacin zu bilden, kann der Körper in beschränktem Umfang die essenzielle Aminosäure Tryptophan nutzen. Und Biotin wird in der Darmmucosa, den Schleimhäuten des Darms, synthetisiert. Allerdings ist nicht einmal sicher, in welchem Umfang das geschieht.

Wie viel man nun von welchem Stoff braucht, das ist eine der zentralen Fragen. Als Einstieg ins Thema finden Sie gleich im ersten Kapitel detaillierte

Empfehlungen von deutschsprachigen Ernährungsgesellschaften. Sie bieten einen guten Überblick – mehr aber nicht. All die scheinbar exakten Zahlen auf wissenschaftlicher Basis sollten kritisch gewertet werden. So differieren die Empfehlungen der einzelnen Staaten ganz erheblich, obwohl die Basis der Erhebungen die gleiche ist: Es wird nach Alter und Geschlecht unterschieden, nicht aber nach Körpergröße, Gewicht, körperlicher Aktivität oder Konstitution. Lediglich für besondere Lebenslagen wie Schwangerschaft und Stillzeit sind Zulagen vorgesehen. Zudem ist die Datenlage häufig so dünn, dass Empfehlungen nur als Schätzwert möglich sind, wie das bei der Folierung und Vitaminzusätzen für Kindernahrung der Fall ist. Trotzdem werden solche Empfehlungen sogar gesetzlichen Verordnungen zugrunde gelegt.

Allzu leicht wird bei der Beschäftigung mit Vitaminen, Mineralstoffen und Spurenelementen vergessen, dass wir uns von Lebensmitteln ernähren und nicht von Einzelsubstanzen. Es ist gut und wichtig, sich mit Bedeutung und Wirkung einzelner Stoffe auseinanderzusetzen. Doch unser Denken darf dadurch nicht von der Ganzheit und Lebendigkeit der Nahrung wegführen, hin zu einem Baukastenpuzzle, das Lebensmittel zu einer beliebigen Manipuliermasse macht, die modifiziert und angereichert werden müssen.

Vitamine, Mineralstoffe und Spurenelemente stehen in unserem Körper in vielfältiger Wechselwirkung. Sie bewegen sich in Kreisläufen und nicht in einfachen Reaktionsabläufen. So kann, um nur zwei Beispiele zu nennen, Folsäure erst durch die Anwesenheit der Vitamine B_{12} und C ihr volles Wirkungsspektrum entfalten, und Magnesium nimmt mit seinen über 300 Enzymen Einfluss auf viele Stoffwechselprozesse. Deshalb kommt man mit der Betrachtung der isolierten Wirkung eines einzelnen Stoffes selten zu klaren und richtigen Aussagen. Wir haben einen Stoffwechsel, der eine stetige Verwandlung und Veränderung der Verbindungen auslöst. Vitamine, Mineralstoffe, Spurenelemente bilden dabei wichtige Lebensspender.

Ein weiterer Aspekt bezüglich der genormten Empfehlungen ist zu beachten: Es gibt eine Reihe von Lebenssituationen, die einen erhöhten Bedarf an Vitaminen, Mineralien und Spurenelementen erfordern. In diesem Zusammenhang wird immer wieder auf chronische Erkrankungen vor allem des Magen-Darm-Traktes und der Leber hingewiesen. Auch Stress, Überarbeitung, Rauchen und Alkoholmissbrauch stören die Vitalstoffaufnahme.

Es gibt für alle Defizite natürliche Ressourcen. Lebertran, Acerola, Fruchtsäfte, Gerstengras, Weizenkeime, Weizenkeimöl, Bierhefe, Hefepräparate wie Strath und so weiter wirken vitalisierend und aufbauend. Hochdosierte Vitamine und Mineralstoffe sollten zumindest zu Beginn nur in ärztlicher Begleitung genommen werden (siehe Seite 156). Dazu gehört auch zwingend eine Abklärung, ob nicht Resorptionsprobleme eine Zufuhr von Vitaminen und Mineralstoffen behindern.

Funktionen und Mangelsymptome der Vitamine, Mineralstoffe und Spurenelemente im Überblick

Vitamin, Mineralstoff, Spurenelement	Funktionsbereiche	Mangelsymptome
Vitamin A/Carotine	Augen, Haut, Schleimhäute, Wundheilung, Synthese der Geschlechtshormone Östrogen und Testosteron	Nachtblindheit, trockene, rauhe, juckende Haut, spröde Nägel und Haare, erhöhte Infektionsanfälligkeit, erhöhtes Risiko für Krebs und Nierensteinbildung
Vitamin D	Knochen, Zähne, Immunsystem, Zellwachstum	Rachitis bei Kindern, Knochenerweichung bei Erwachsenen, erhöhtes Infektionsrisiko
Vitamin E	Muskeln, Zähne, verlangsamt die Blutgerinnung, Antioxidans	Blutarmut, Fettstoffwechselstörungen, Degeneration von Nervenzellen, Anfälligkeit für Krebs und Arteriosklerose
Vitamin K	Blutgerinnung	Störung der Blutgerinnung mit starker Blutungsneigung, Beeinträchtigung des Knochenaufbaus

Vitamin, Mineralstoff, Spurenelement	Funktionsbereiche	Mangelsymptome
Vitamin B_1	Nervensystem, Energiestoffwechsel	Müdigkeit, Schlaflosigkeit, Appetitlosigkeit, Störungen im Nervensystem und im Stoffwechselgeschehen, Gleichgewichtsstörungen
Vitamin B_2	Energiestoffwechsel, Haut, Schleimhäute	Hautveränderungen, Entzündungen der Mund- und Nasenschleimhaut, Lichtempfindlichkeit, Blutarmut, Depressionen
Vitamin B_6	Nervensystem, Eiweißstoffwechsel	Nervenstörungen mit Übererregbarkeit, gerötete, schuppige Flecken auf der Haut, rissige Mundwinkel, Blutarmut, Angstzustände, Kopfschmerzen, Schlaflosigkeit
Vitamin B_{12}	Blutbildung, Nervensystem	Blutarmut, Verwirrung, Aggressivität, Depressionen, Müdigkeit, Schlafstörungen
Vitamin C	Abwehrkräfte, Entgiftung der Leber, Förderung der Eisenresorption, Antioxidans	Entzündetes, blutendes Zahnfleisch, Müdigkeit, Infektanfälligkeit, Schlafstörungen, Herzerkrankungen

Vitamin, Mineralstoff, Spurenelement	Funktionsbereiche	Mangelsymptome
Biotin	Haut, Haare, Zellwachstum	Muskelschmerzen, gerötete Haut, spröde Haare, Müdigkeit, Immunschwäche, Depressionen
Niacin	Haut, Nervensystem	Störungen der Haut, der Schleimhäute, des Nervensystems, Appetitlosigkeit, Durchfall, Depressionen
Folsäure	Blutbildung, Zellwachstum	Blutarmut, psychische und neurologische Störungen, Reizbarkeit, Störungen der Entwicklung und des Wachstums des Fötus
Pantothensäure	Fett- und Zellstoffwechsel, Haut	Kopfschmerzen, Müdigkeit, Durchfall, Schlaflosigkeit, Immunschwäche
Calcium	Knochenaufbau, Muskeltätigkeit, Zähne, Blutgerinnung, Nervenleitung	Krämpfe, welke Haut, Nagelveränderungen, schlechte Mineralisierung der Knochen, erhöhte nervliche Erregbarkeit
Chlor	Mit Natrium im Blut und als Bestandteil der Salzsäure im Magensaft zu finden, Hormontransport	Wachstumsstörungen, Muskelkrämpfe, Herzrhythmusstörungen, Verdauungsbeschwerden, Störungen des Säure-Basen-Haushaltes

Vitamin, Mineralstoff, Spurenelement	Funktionsbereiche	Mangelsymptome
Chrom	Senkt den Gesamt-Cholesterinspiegel. Vorbeugende Wirkung bei Herzinfarkt und Angina pectoris	Mangelzustände bei Chrom lösen eine schlechte Einstellbarkeit von Diabetes Typ 1 aus, chronische Müdigkeit
Eisen	Sauerstofftransport, wichtiger Bestandteil von Enzymgruppen, Synthese von Neurotransmittern, Hämoglobinbildung, Sauerstofftransport im Blut	Blutarmut, schlechte Entschlackung, schlechte Hautdurchblutung, Antriebsschwäche, hohe Infektanfälligkeit
Fluor	Karieshemmende Wirkung	Zahnschäden. Mögliche schädliche Wirkungen einer dauerhaften Komplementierung beachten
Jod	Schilddrüsenfunktionen	Hypothyreosen (Unterfunktion der Schilddrüse), Beeinträchtigung des Wachstums und der Stoffwechselfunktionen, Gefahr von Fehlgeburten; Jod kann unter Umständen Krankheitssymptome auslösen und muss als Kaliumjodid von vielen Menschen gemieden werden.

Vitamin, Mineralstoff, Spurenelement	Funktionsbereiche	Mangelsymptome
Kalium	Kohlenhydratstoffwechsel, Flüssigkeitshaushalt, Nervenimpulse, Entgiftung, Säure-Basen-Gleichgewicht, Muskelkontraktionen, Enzymsysteme	Neigung zu Krämpfen, Darmträgheit, Herzrhythmusstörungen, Müdigkeit, Verstopfung, niedriger Blutdruck
Kupfer	Reguliert Herz-Kreislauf-Geschehen, verhindert Arthritis, wichtige Enzyme, Farbpigment von Haut und Haaren, unterstützt das Immunsystem	Krämpfe, Koliken, Nervosität, Müdigkeit, Migräne, Schlafstörungen, entzündliche Prozesse
Magnesium	Energiestoffwechsel, Muskeln, Nerven, Immunsystem, Enzyme, Hormontransport, Körpertemperatur	Muskelkrämpfe, Herzbeschwerden, Konzentrationsschwäche, Depressionen, Übelkeit mit Erbrechen
Mangan	Stoffwechsel, Cholesterinaufbau, Blutgerinnung und Bildung von Neurotransmittern, wichtiges Co-Enzym	Asthma, Diabetes, Osteoporose, Wachstumsstörungen
Molybdän	Enzymtätigkeit, Abbau schwefelhaltiger Aminosäuren, fördert Eisenvorräte, verhindert Karies	Haarausfall, Müdigkeit, Karies, Nierensteine, Fruchtbarkeitsstörungen

Vitamin, Mineralstoff, Spurenelement	Funktionsbereiche	Mangelsymptome
Natrium	In allen Körpersäften vorhanden. Säure-Basen- und Flüssigkeitshaushalt, Lymphflüssigkeit, Muskeltätigkeit	Kopfschmerzen, niedriger Blutdruck, Verwirrung, Schwindel, Krampfanfälle
Nickel	Verdauung, Blutgerinnung	Keine bekannt
Phosphor	Skelettsystem, Stoffwechsel, Muskeltätigkeit, Knochen, Zähne, Nervenimpulse	Wachstumsstörungen, Skelettdeformationen
Schwefel	Antioxidans, Bindegewebe, Haut, Zellatmung, Gallenflüssigkeit	Keine bekannt
Selen	Antioxidans, aktiviert Schilddrüsenhormone und stärkt das Immunsystem	Autoimmunerkrankungen
Silizium	Bindegewebe, Haut, Knochen, Zellstoffwechsel	Nagelbrüchigkeit, Haarausfall, Osteoporose
Vanadium	Einfluss auf die Insulinwirkung, fördert die Glycogenaufnahme	Keine bekannt
Zink	Stoffwechsel, Abwehrkräfte	Abwehrschwäche, Ekzeme, trockene Haut, brüchige Nägel, verminderte Geruchs- und Geschmacksempfindung, Depressionen, Wachstumsstörungen

Die 13 essenziellen Vitamine

D-A-CH-Referenzwerte für Vitamine

Die Gesellschaften für Ernährung in Deutschland (DEG), Österreich (ÖGE) und der Schweiz (SGE) geben gemeinsam unter der Abkürzung D-A-CH die folgenden Empfehlungen für die Vitaminzufuhr heraus. Die Angaben beziehen sich immer auf Gesunde, ohne spezielle Belastungen.

	Vitamin A (mg-Retinol/Tag)		Vitamin D (µg/Tag)		Vitamin E (mg-Äquivalent/Tag)		Vitamin K (µg/Tag)	
Alter	m	w	m	w	m	w	m	w
0 bis 4 Monate	0,5		10		3	3	4	
4 bis 12 Monate	0,6		10		4	4	10	
1 bis unter 4 Jahre	0,6		5		6	5	15	
4 bis unter 7 Jahre	0,7		5		8	8	20	
7 bis unter 10 Jahre	0,8		5		10	9	30	
10 bis unter 13 Jahre	0,9		5		13	11	40	
13 bis unter 15 Jahre	1,1	1,0	5		5	13	11	
15 bis unter 19 Jahre	1,1	0,9	5		15	12	70	60
19 bis unter 25 Jahre	1,0	0,8	5		15	12	70	60
25 bis unter 51 Jahre	1,0	0,8	5		14	12	70	60
51 bis unter 65 Jahre	1,0	0,8	5		13	12	80	65
65 Jahre und älter	1,0	0,8	10		12	11	80	65
Schwangere		1,1		5		13		60
Stillende		1,5		5		17		60

	Thiamin B_1 (mg/Tag)		Riboflavin B_2 (mg/Tag)		Niacin (mg-Äquivalent/Tag)		Pyridoxin B_6 (mg/Tag)		Biotin (µg/Tag)	
Alter	m	w	m	w	m	w	m	w	m	w
0 bis 4 Monate	0,2		0,3		2		0,1		5	
4 bis 12 Monate	0,4		0,4		5		0,3		5–10	
1 bis unter 4 Jahre	0,6		0,7		7		0,4		10–15	
4 bis unter 7 Jahre	0,8		0,9		10		0,5		10–15	
7 bis unter 10 Jahre	1,0	1,1	12	0,7	15–20					
10 bis unter 13 Jahre	1,2	1,0	1,4	1,2	15	13	1,0		20–30	
13 bis unter 15 Jahre	1,4	1,1	1,6	1,3	18	15	1,4		25–35	
15 bis unter 19 Jahre	1,3	1,0	1,5	1,2	17	13	1,6	1,2	30–60	
19 bis unter 25 Jahre	1,3	1,0	1,5	1,2	17	13	1,5	1,2	30–60	
25 bis unter 51 Jahre	1,2	1,0	1,4	1,2	16	13	1,5	1,2	30–60	
51 bis unter 65 Jahre	1,1	1,0	1,3	1,2	15	13	1,5	1,2	30–60	
65 Jahre und älter	1	1,0	1,2	1,2	13	13	1,4	1,2	30–60	
Schwangere		1,2		1,5		15		1,9		30–60
Stillende		1,4		1,6		17		1,9		30–60

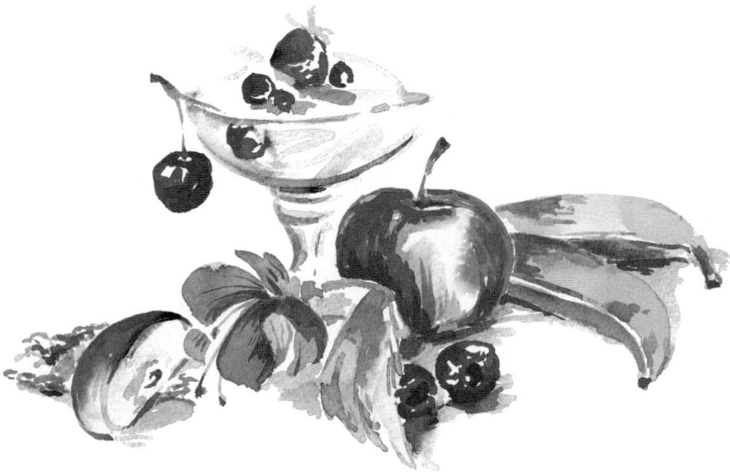

	Folsäure (µg-Äquivalent/Tag)		Pantothensäure (mg/Tag)		Cobalamin B_{12} (µg/Tag)		Vitamin C (mg/Tag)	
Alter	m	w	m	w	m	w	m	w
0 bis 4 Monate	60		2		0,4		50	
4 bis 12 Monate	80		3		0,8		55	
1 bis unter 4 Jahre	200		4		1,0		60	
4 bis unter 7 Jahre	300		4		1,5		70	
7 bis unter 10 Jahre	300		5		1,8		80	
10 bis unter 13 Jahre	400		5		2,0		90	
13 bis unter 15 Jahre	400		6		3,0		100	
15 bis unter 19 Jahre	400		6		3,0		100	
19 bis unter 25 Jahre	400		6		3,0		100	
25 bis unter 51 Jahre	400		6		3,0		100	
51 bis unter 65 Jahre	400		6		3,0		100	
65 Jahre und älter	400		6		3,0		100	
Schwangere		600		6		3,5		110
Stillende		600		6		4,0		150

Keine Spur von Vitaminmangel!

Ein gesunder Mensch kann seinen Vitamin- und Mineralstoffbedarf über eine abwechslungsreiche Ernährung decken. Darüber hinaus bieten sich einige natürliche Ergänzungen an, um die tägliche Nahrung zu begleiten und zu bereichern. Das kann bei Rekonvaleszenz, Schlaf- und Rhythmusstörungen, Stress, Abgespanntheit und so weiter günstig sein, das kann aber auch für Kinder und Ältere, körperlich Aktive und Bewegungsarme, Schwangere und Stillende einen Beitrag zu einer soliden Vitalstoffversorgung und Stärkung der Widerstandskraft bedeuten. Bei akuten wie chronischen Krankheiten ist selbstverständlich auch der Einsatz hochdosierter Vitamine und Mineralstoffe zu erwägen (siehe Seite 156).

In Pflanzen sind Vitamine, Mineralstoffe und Spurenelemente Bestandteil eines übergeordneten Ganzen, des Pflanzenorganismus. Es ist eines der Wunder der Natur, dass jede Pflanze in der Lage ist, Vitamine und Mineralien aufzuschlüsseln und daraus, zusammen mit vielen Begleitstoffen, eine eigene Struktur aufzubauen. Selbstverständlich ist es ein Unterschied, ob Ascorbinsäure solche Lebensprozesse in der Natur durchlaufen hat und von vielen bioaktiven Stoffen begleitet ist oder ob sie als Syntheseprodukt in einem Labor hergestellt wird, auch wenn die chemischen Formeln gleich sind. Das gilt sinngemäß für alle Vitamine, Mineralstoffe und Spurenelemente, von Ascorbinsäure bis Zink.

Man sollte sich hierbei auch nicht von Zahlen blenden lassen: Viele der synthetischen Vitamine treten mit einem Imponiergehabe auf, das die tatsächlichen Wirkungen hochspielt und die Nebenwirkungen verschleiert. Die Natur ist immer ökologisch, im besten Sinne haushälterisch – und wir finden zu ihren Geheimnissen eher durch Bescheidenheit und Achtsamkeit einen Zugang. Vielleicht wird uns dann auch bewusst, dass sich die meisten Menschen in den Industrieländern mit den Problemen des Überflusses und der Schlaraffisierung des Alltags herumschlagen, während gleichzeitig täglich weltweit etwa 8000 Kinder verhungern.

Nur synthetische Vitamine können schaden

Vor allem die Vitamine A und E (fettlöslich) sowie Vitamin C (wasserlöslich) werden aggressiv von der Nahrungsmittel- und Pharmaindustrie vermarktet, so dass kritische Distanz angebracht ist. Sie sind wichtige Lebensmittelzusatzstoffe, die entweder zur Färbung (Beta-Carotin und Riboflavin) oder

als Antioxidantien beziehungsweise zur Verlängerung der Haltbarkeit (Vitamin C und E) dienen. Sie werden nicht nur Mehl, Wurst, Brot, Speiseölen, Süßwaren, Margarine, Frühstücks-Cerealien oder Fruchtsäften zugesetzt, sondern auch Fertigprodukten und Fast Food. Ob all die Zusätze, die meist technologische Hintergründe haben, aber als Dienst an der Gesundheit verkauft werden, nun wirklich einen Beitrag zur Versorgung mit Vitalstoffen leisten, ist zweifelhaft. Eine hohe Zufuhr von Vitaminen durch Nahrungsmittel über längere Zeit hat hingegen nur harmlose Auswirkungen. Wer zum Beispiel mehr als ein Kilogramm Karotten pro Tag isst, wird nur eine harmlose Gelbfärbung von Haut und Fingernägeln riskieren, die sich von allein zurückbildet. Die Umwandlung von natürlichen Carotinen etwa aus Karotten, Orangen oder Salaten im Körper ist streng reguliert. Daher sind im Gegensatz zum synthetisierten Retinol auch keine toxischen Reaktionen bekannt.

Wo bekommen wir die lebensspendenden Stoffe her, wenn wir zu bestimmten Zeiten etwas mehr davon benötigen? Eine besonders vielseitige Quelle für alle B-Vitamine ist die Bierhefe. Die sogenannte Reinzuchthefe ist ursprünglich nur für die Bierherstellung eingesetzt worden. Sie sorgt für die Umwandlung der aus den Getreidestärken stammenden Kohlenhydrate in Alkohol. In der nicht mehr gärfähigen Form ist sie einer der üppigsten Spender aller B-Vitamine und enthält neben vielen Aminosäuren und Mineralstoffen unter anderem die seltenen Spurenelemente Chrom und Selen sowie die Lecithinbestandteile Cholin und Inosit. Bierhefe wirkt entgiftend und stärkt die Widerstandskraft bei Infektionen. Sie hilft mit, beispielsweise nach schweren Durchfällen – auch von Kindern, die gestörte Darmflora zu regenerieren und damit die Abwehr über das Immunorgan Darm wieder aufzubauen.

Anstelle von Bierhefe haben sich die Strath-Präparate seit vielen Jahrzehnten bewährt. Sie werden auf der Basis von plasmolysierter, also aufgeschlossener und gut resorbierbarer Kräuterhefe mit dem Namen *Saccharomyces cerevisiae* zusammen mit Malzextrakt, Bienenhonig und Orangensaft (Strath-Aufbaupräparat) und Kräuterhefe mit Maisstärke, Zellulose, Apfelpektin, Kieselsäure (Strath-Aufbautabletten) hergestellt. Beide Produkte enthalten – außer den Vitaminen E und K – alle in diesem Buch aufgeführten Vitamine, Mineralstoffe und Spurenelemente und weitere bioaktive Substanzen in einem ausgewogenen Verhältnis. Die Tabletten sind höher dosiert. Aus eigener langjähriger Erfahrung kann ich die Strath-Präparate empfehlen.

Mit einem Teelöffel Lebertran ist der Tagesbedarf an Vitamin A und Vitamin D abgedeckt. Heute gibt es verkapselte Produkte, so dass der unangenehme Fischgeschmack nicht mehr zum Tragen kommt. Bei Vitamin E tut es der tägliche Esslöffel Weizenkeimöl oder 2 Esslöffel Sonnenblumenöl. Auch die heikle Folsäure und die Spurenelemente Magnesium und Mangan sind in Weizenkeimen, Weizenkleie und Bierhefe repräsentativ vertreten, während Acerola, Amalaki, Hagebutte, Sanddorn, Schwarze Johannisbeere und Paprika reich an Vitamin C sind. Zu erwähnen sind hier in dieser groben Übersicht noch Sesam und Sesamprodukte wie Tahin (Sesammus) und Gomasio (Sesamsalz), die besonders reich an Calcium sind und im Gegensatz zu Milch und Milchprodukten auch ein harmonisches Calcium-Phosphor-Verhältnis aufweisen. Ansonsten sind im Buch bei jedem Vitamin, Mineral und Spurenelement die reichhaltigsten Quellen angegeben.

Es gibt eine Reihe von Vitaminpräparaten auf natürlicher Basis (zum Beispiel Bioforce). Auf solchen Präparaten muss immer die natürliche Quelle für die Vitamine, also Acerola, Hagebutte, Hefe und so weiter, erkenntlich sein. Für die Eisenversorgung haben sich Floradix-Kräuter mit dem gut resorbierbaren Eisengluconat und auch das Urticalcin-Präparat Brennnessel der Bioforce bewährt. Meiden Sie Eisenpräparate, die mit dem jodhaltigen roten Farbstoff Erythrosin (E127) gefärbt sind. Drogistinnen und Drogisten beraten Sie auch bei kritischen Fragen fachkundig.

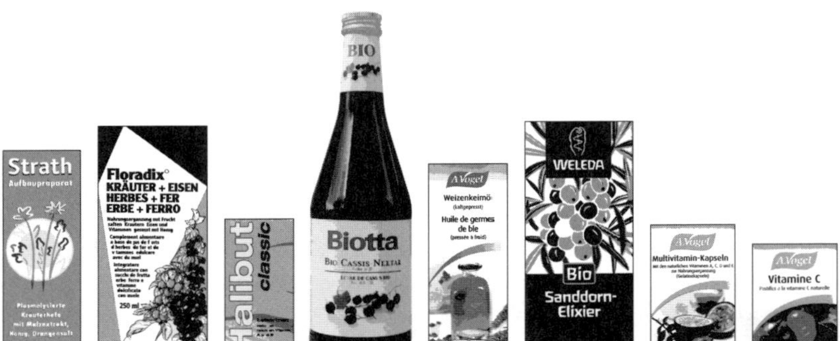

Fettlösliche Vitamine

Die Vitamine A, D, E und K sind fettlöslich. Die Aufnahme dieser Stoffe erfolgt nur gemeinsam mit den Nahrungsfetten. Sie ist daher auch entscheidend von der Zufuhr und der Qualität der Öle und Fette abhängig (siehe Seite 28). Im Überschuss zugeführte Vitamine dieser Gruppe werden im Körper gespeichert. Der Mensch kann von diesen Vorräten einige Zeit profitieren. Im Gegensatz zu den wasserlöslichen Vitaminen lassen sich nur geringe Mengen dieser Vitamine über den Darm ausscheiden, dadurch ist eine Überdosierung möglich. Vorsicht ist vor allem bei Selbstmedikation mit synthetisierten Vitaminen dieser Gruppe geboten (siehe Seite 26).

Die fettlöslichen Vitamine A, D, E und K bilden einen wichtigen Gesundheitsschutz. Vitamin A und die pflanzlichen Carotine sind Balsam für Haut und Schleimhäute und verhindern Sehstörungen in Form von Nachtblindheit. Vitamin D, das Sonnenvitamin, reguliert den Kalkstoffwechsel und sorgt für starke Knochen. Vitamin E galt früher als Fruchtbarkeitsvitamin – daher der Name Tocopherol (»Geburtsträger«). Heute wissen wir, dass die Wirkung viel weiter geht. Die Tocopherole nehmen Einfluss auf die Hypophyse, das Steuerungsorgan der Hormondrüsen des Körpers. Und Vitamin K schließlich beeinflusst die Gerinnungsfaktoren des Blutes. Es ist an der Synthese von mehreren Blutproteinen beteiligt, von denen einige die Blutgerinnung fördern, andere dagegen den Gerinnungsprozess verlangsamen.

Die B-Vitamine spielen im Stoffwechsel, beim Aufschluss der Nahrung in Körperenergie, eine grosse Rolle. Langjährige Erfahrungen haben gezeigt, dass stressgeplagte Menschen häufig unter Vitamin-B-Mangel leiden. Bei regelmässiger Einnahme des B-Komplexes etwa mit Strath-Präparaten lässt sich Einfluss auf Angst, Stress, Schlafstörungen, Nervosität usw. nehmen. Erfolge werden bei Migränebehandlungen mit hochdosiertem Vitamin B_2 (Riboflavin) gemeldet. Und auch bei Arthritis und Arthrose, entzündlichen und chronischen Gelenkerkrankungen, haben höherdosierte Gaben von B-Vitaminen gute Wirkungen gezeigt.

Vitamin A und Carotine: Wär' nicht das Auge sonnenhaft ...

Vitamin A ist der Sammelbegriff für eine Reihe natürlicher und synthetischer Verbindungen mit einer ähnlichen chemischen Struktur. Der Fachbegriff für Vitamin A lautet Retinol, für die synthetischen Vitamin-A-Derivate Retinsäure, diese kommt allerdings auch in natürlichen Verbindungen vor. Beide Ausdrücke gehen auf eine wichtige Aufgabe von Vitamin A zurück: Es formt in der Retina, der Netzhaut des Auges, Lichtenergie in Nervenimpulse um, die im Gehirn das Sehen auslösen. Der große Dichter und Naturwissenschaftler Johann Wolfgang von Goethe hat diesen Vorgang treffend poetisch eingefangen: »Wär' nicht das Auge sonnenhaft, wie könnten wir das Licht erblicken...«

Am Vitamin A lassen sich sehr eindrücklich die Gesetzmäßigkeiten der Natur und ihre geniale Vielfalt als Lebensspender aufzeigen. Vitamin A kommt nur im tierischen und menschlichen Organismus vor, die Carotine, allen voran das wichtige Beta-Carotin, als sogenanntes Provitamin A nur in Pflanzen. Allerdings stammt das Vitamin A bei Mensch und Tier, also auch das in Fleisch, Fisch und Milch enthaltene, praktisch ausschließlich aus dem Abbau von pflanzlichen Carotinen, die mit der Nahrung aufgenommen wurden. Pflanzen und Mikroorganismen sind in der Lage, Carotine als Vorstufe des Vitamin A zu bilden. Ohne sie wäre Leben auf der Erde ebenso nicht möglich wie ohne das grüne Chlorophyll.

Das Vitamin A (Retinol) kommt in der Natur also in zwei Formen vor. Einmal direkt in Fleisch, Fisch, Milch, Butter, Rahm, Käse und Eigelb, zum anderen als Provitamin, als Carotin, an einen gelben bis gelbroten Farbstoff gebunden. Diesen finden wir nicht nur in Karotten (lat. *carota*), die für den Namen Carotin zuständig sind, sondern in vielen grünen bis rotorangen Salaten, Gemüsen und Früchten. Aber auch die Farbe von Eigelb und Butter wie auch die Fleischfarbe und jene bestimmter Fischarten wie etwa Lachs ist durch verschiedene Carotine bedingt.

Das Beta-Carotin nimmt unter den Provitaminen eine vorrangige Stellung ein. Es ist einerseits in der Natur weitverbreitet, hat andererseits aber auch unter den Carotinen die größte Vitamin-A-Wirksamkeit. Die Fachliteratur nennt mehr als 600 Carotine, von denen etwa 50 mehr oder weniger Vitamin-A-wirksam sind. Allerdings ist davon auszugehen, dass die Gesamtheit der Carotine in Gemüse und Obst einfach etwas Wohltuendes für unsere Gesundheit bedeutet und vieles ein Geheimnis der Natur bleiben wird.

Der menschliche Organismus ist also in der Lage, Vitamin A aus den Carotinen, vor allem dem Beta-Carotin, zu bilden. Diese Fähigkeit haben nicht alle Lebewesen, sondern nur Pflanzen- und Allesfresser wie Kaninchen, Schwein, Huhn, Ratte – und eben der Mensch. Fleischfressende Tiere wie die Katze und der Leopard verfügen über diese Fähigkeit nicht oder nur sehr beschränkt und sind daher auf das bereits fertig gebildete Vitamin A aus tierischer Nahrung angewiesen. Die Ratte übrigens verfügt über eine Fähigkeit, die auch dem Menschen fehlt: Sie vermag Vitamin C selbst zu bilden, während der Mensch auf eine ständige Zufuhr über die Nahrung angewiesen ist.

Die Umwandlung der Carotine in Vitamin A erfolgt enzymatisch, überwiegend in der Mucosa, der Darmschleimhaut. Hier stoßen wir bereits beim ersten Vitamin auf die Enzyme, jene fleißigen Heinzelmännchen, ohne die im menschlichen Körper nichts geht. Die Enzymtätigkeit, die Voraussetzung aller Lebensprozesse, wird uns noch im Detail beschäftigen (siehe Seite 79).

Die Fettaufnahme über den Darm ist Vorbedingung für die Resorption aller fettlöslichen Vitamine (A, D, E, K). Vitamin E verhindert als fettlösliches Antioxidans den oxidativen Abbau von Vitamin A im Magen-Darm-Trakt. Der Aufbau von Vitamin A aus Carotin setzt einmal eine normale Leber- und Schilddrüsenfunktion voraus. Zum andern erfordert die Resorption und Ausnutzung im Darm Gallensäure. Ist das Essen aber sehr fettarm, wie bei den modischen Light-Produkten, und fehlen, wie beim Fast Food, die Bitterstoffe völlig, so gelangt nur wenig oder keine Galle in den Dünndarm. Das Carotin aus der Pflanzenkost wird dann nur sehr unvollkommen ausgenutzt. Bitterstoffe sind also wie Fette und vor allem gute Öle wichtige Bestandteile einer gesunden Ernährung.

Schilddrüsenhormone und Vitamin A

Bei den Regelsystemen des Stoffwechsels und der Steuerung von Lebensvorgängen und vielen Lebensäußerungen kommt immer wieder die Schilddrüse ins Spiel. Sie nimmt im Hormonsystem eine zentrale Funktion ein. Die Schilddrüse, die am Hals vor dem Kehlkopf liegt, besteht aus zwei Lappen und wiegt etwa 30 Gramm. Besteht ein Mangel an den beiden Schilddrüsenhormonen Thyroxin und Trijodthyronin, dann sind nicht nur Stoffwechsel und Herzschlag verlangsamt, sondern auch das Denken – dauernde Müdigkeit führt zu Schlafsucht und Apathie. Der reduzierte Energieumsatz des Stoffwechsels hat auch eine Gewichtszunahme zur Folge. Schilddrüsenhormonmangel im Kindes- und Jugendalter stoppt das Knochenwachstum und die Entwicklung der inneren Organe. Auch die Entfaltung des Gehirns wird gehemmt.

Neben der Beeinflussung von Wachstum und Reifung bei jungen Menschen steuern die Schilddrüsenhormone zeitlebens die Sauerstoffaufnahme der Körperzellen. Der Sauerstoff, den wir mit der Luft einatmen, ist für die Oxidation der Nahrungsteilchen erforderlich, welche aus dem Dünndarm ins Blut übergehen und über den Blutstrom in die Körperzellen gelangen. Die Schilddrüsenhormone fördern die Aufnahme des Sauerstoffs. Wir können daher sagen: Je mehr Schilddrüsenhormone ins Blut abgegeben werden, desto mehr Sauerstoff wird von den Zellen aufgenommen.

Wichtig ist es, dem Körper über die Stoffwechselregulationen das richtige Maß an Sauerstoff zur Verfügung zu stellen. Enge Beziehungen bestehen zwischen Vitamin A, dem Retinol, und der Schilddrüse. Vitamin A ist ein Ausgleichsfaktor für die Schilddrüsenhormone. Bei unausgeglichenen Schilddrüsenfunktionen ist eine Vitamin-A-reiche Kost besonders wichtig (Mangos, Karotten), immer kombiniert mit einem guten Öl. Jod regt die Schilddrüse an und kann bei Menschen mit Überempfindlichkeiten schnell einmal zu überschießenden Reaktionen führen. Die Ruhekonzentration von Schilddrüsenhormonen sorgt für einen ausgeglichenen Wärme- und Wasserhaushalt des Körpers. Bei Hyperthyreosen, Schilddrüsenüberfunktionen, führt eine vermehrte Sauerstoffaufnahme zu einem Proteinabbau, auch einem Abbau der Fettdepots und einem rasanten Verbrauch der Kohlenhydratreserven. Schwere Fälle führen zur Auszehrung, da nicht nur Nahrungsbestandteile, sondern auch körpereigene Substanzen abgebaut werden. Doch auch schon leichte Schilddrüsenüberfunktionen können die Lebensqualität beeinträchtigen: Die Betroffenen haben erhöhte Pulsfrequenzen und Blutdruckwerte, sie schwitzen häufig, leiden an Schlaflosigkeit, sind nervös und voller Unrast.

Funktion und Wirkungsweise

Vitamin A hält Haut und Schleimhäute gesund, es fördert Sehvermögen und Knochenwachstum. Auf die Hautgesundheit wirkt es dreifach: Es macht die Haut geschmeidig, hemmt Entzündungen und heilt Verletzungen, indem es die Narbenbildung unterstützt. Das A-Vitamin und die Carotine beschleunigen die Wundheilung und sorgen über die Sekretproduktion dafür, dass die Schleimhäute gesund erhalten werden. Da die Schleimhäute auch Schutz vor dem Eindringen unerwünschter Mikroorganismen bieten, ist das Vitamin dafür verantwortlich, dass wir weniger anfällig für Infektionskrankheiten sind. Vitamin A wird zudem für die körpereigene Synthese der Geschlechtshormone Testosteron und Östrogen benötigt.

Vitamin A wird in der Leber gespeichert. Es kann, an ein Transportprotein gekoppelt, in beschränktem Umfang wieder ins Blut freigegeben werden. Von Nitraten (siehe Seite 75, Fatale Folgekette) wird die Vitamin-A-Bildung gehemmt. Sie können einen Mangel auslösen und beeinflussen offensichtlich auch die Tätigkeit der Schilddrüse. Hoher Alkoholkonsum beeinflusst die Aufnahme und Speicherung von Vitamin A. Das trifft auch auf Arzneimittel wie Cholesterinsenker, Abführ- und Schlafmittel zu (siehe Seite 42).

Täglicher Bedarf

Heute wird bei Vitamin A und den Carotinen der besseren Übersicht wegen in Retinol-Äquivalenten (RE) umgerechnet. Teilweise tauchen jedoch immer noch die Internationalen Einheiten (IE) auf. Dabei entsprechen

1 mg Retinol (Vitamin A)
6 mg Beta-Carotin
12 mg anderen Carotinen
1000 Retinol-Äquivalente (RE)
3330 IE (Internationalen Einheiten)

Der tägliche Bedarf liegt bei 1 mg Retinol (1000 RE/Retinol-Äquivalente oder 3300 IE/Internationalen Einheiten). Das aufzunehmen sollte eigentlich kein Problem sein, denn bereits mit einer großen Karotte (100 g) ist der Tagesbedarf gedeckt. Babys benötigen 0,5 mg, wobei sich der Bedarf mit zunehmendem Alter erhöht. Schwangere und Stillende haben zwar einen erhöhten Bedarf, sollten jedoch auf synthetische Vitamine ganz verzichten, da nur durch diese eine Gefährdung des Fötus möglich ist. Eine Überdosierung ist allenfalls noch mit Rindsleber möglich. Dagegen werden Beta-Carotin aus der Nahrung und aus natürlichen Fruchtsäften nur so lange in Vitamin A umgewandelt, bis die Bedürfnisse des Körpers gedeckt sind.

Empfehlenswert für die therapeutische Einnahme von Vitamin A sind Präparate auf der Basis der Meeresalge *Dunaliella salina* wie Biogelat, meist kombiniert mit natürlichen Vitaminen C und E sowie Selen. Auch der Lebertran bildet eine gute therapeutische oder prophylaktische Vitamin-A-Quelle.

Vorkommen von Vitamin A in mg pro 100 g Nahrungsmittel

Lebertran	20,0	(20 000 RE)
Rindsleber	8,0	(8000 RE)
Schweineleber	6,0	(6000 RE)
Karotten (roh)	1,0	(1000 RE)
Grünkohl	0,8	(800 RE)
Butter	0,8	(800 RE)
Hagebutte	0,8	(800 RE)
Thunfisch	0,6	(600 RE)
Spinat/Feldsalat	0,6	(600 RE)
Aprikosen	0,4	(400 RE)
Brokkoli	0,3	(300 RE)
Emmentaler	0,3	(300 RE)
Hühnerei (60 g)	0,1	(100 RE)
Milch	0,04	(40 RE)

Mangelzustände, Krankheiten und therapeutischer Einsatz

Vitamin A sorgt für die Erhaltung der Zellen. Es beschleunigt die Wundheilung und stimuliert die Sekretproduktion der Schleimhäute, so dass diese feucht gehalten werden. Fehlt Vitamin A, macht sich das vor allem daran bemerkbar, dass die oberste Schicht der Haut verhornt – sie juckt und schuppt. Durch die Zellerneuerung sorgt Vitamin A für Aufbau und Erneuerung einer gesunden Haut und Schleimhaut. Bei Mangelzuständen wird die Haut auffallend trocken und schuppig. Neben Mundwinkelentzündungen und Hautblutungen kommt es zu Verhornungsstörungen, die von akneartigen Hautveränderungen begleitet sind. Auch die Anfälligkeit für Schleimhautentzündungen inklusive Bronchitis steigt.

Eine unzureichende Vitamin-A-Speicherung ist bei Lebererkrankungen möglich, ebenso auch bei Fettresorptionsstörungen, unzureichender Galleproduktion und bei Erkrankungen der Schilddrüse. Hyperthyreosen, also eine Übererregbarkeit der Schilddrüse, verursachen Mangelsymptome durch einen erhöhten Vitamin-A-Verbrauch.

Die Erblindung durch Vitamin-A-Mangel ist laut der Weltgesundheitsorganisation in den Armutsgebieten Asiens und Afrikas auch heute noch ein wichtiges Thema. Als erste Stufe tritt dabei die Augendarre auf, bei der sich Hornhaut- und Bindehautveränderungen zeigen; in einer nächsten Stufe kommt es zu Einschmelzungsvorgängen an der Hornhaut (Keratomalazie) und damit zur Erblindung.

Ein Frühsymptom des Mangels ist die Nachtblindheit. Unter Mitwirkung von Vitamin A wird in der Netzhaut Rhodopsin, das Netzpurpur, gebildet. Beim Fehlen dieses Stoffes ist vor allem die Hell-Dunkel-Anpassung nicht möglich. Auch die sogenannte Schneeblindheit hängt mit Vitamin A zusammen: Im gleißenden Sonnenlicht von Schneeflächen kommt es zu einem erhöhten Verbrauch von Vitamin A. Mir fällt auf, dass immer mehr Menschen bei normalem Tageslicht eine Sonnenbrille benötigen. Das könnte auch auf Vitamin-A-Defizite hindeuten. Diese könnten auch durch übertrieben langes Fernsehen und nächtelange Bildschirmarbeit ausgelöst sein. In beiden Fällen erhöht sich der Vitamin-A-Bedarf.

Bei den Schleimhäuten sind vor allem jene der Luft-, Verdauungs- und Harnwege für Mangelerscheinungen anfällig. Die Verminderung der Widerstandsfähigkeit der Schleimhäute führt zur erhöhten Anfälligkeit gegen Krankheitskeime, was Erkältungen und Katarrhe, aber auch allergische Erkrankungen, Asthma und Heuschnupfen nach sich ziehen kann. Bei den Schleimhäuten in Darm und Magen, der Mucosa, bewegen wir uns in einem wirklichen Teufelskreis: Vitamin-A-Mangel und weitere Faktoren erhöhen die Infektanfälligkeit, und schwere Entzündungen in diesem Bereich wie Colitis ulcerosa behindern wiederum die Vitaminresorption.

Überdosierungen und Gefahren

Bei einer gesunden vielseitigen Ernährung und beim Fehlen der genannten Risikofaktoren sind Vitamin-A-Mängel nicht zu erwarten. Die Tabelle der Vitamin-A-Gehalte von Lebensmitteln zeigt auch, wie Mängel bei einem Gesunden über die Nahrungsauswahl leicht zu beheben sind. Die eigentlichen Gefahren liegen in einer Überdosierung – und diese Gefahren sind ernst zu nehmen und durchaus konkret. Die Weltgesundheitsorganisation (WHO) empfiehlt Frauen im gebärfähigen Alter und bei Schwangerschaft, aus Sicherheitsgründen trotz höheren Bedarfs die Aufnahme von 1,5 mg Retinol (1500 RE/Retinol-Äquivalent) nicht zu überschreiten. Der Hintergrund: Die synthetischen Carotine und vor allem deren Derivate wie Isotretinoin sind placentagängig und können daher teratogen wirken, also embryonale Fehlbildungen fördern.

Die Folgen einer Vitamin-A-Überdosierung sind – außer wie gesagt bei Schwangeren – recht unspezifisch, können daher auch immer andere Ursachen haben. Sie äußern sich in Symptomen wie Kopfschmerzen, Übelkeit, Knochenschwellungen, Haarausfall, Schlafstörungen oder mangelndem Appetit.

Vitamin A beziehungsweise die Carotine in ihrer natürlichen Form werden therapeutisch beispielsweise bei Hautkrankheiten in hohen Dosen verabreicht, die unter Umständen das Zwanzigfache des täglichen Bedarfs übersteigen. Therapien haben sich auch bei Entzündungen von Haut und Schleimhaut, Magengeschwüren, Augenkrankheiten, Asthma und Arteriosklerose bewährt. Wenn Vitamin A in hohen Dosen über längere Zeit verabreicht wird, sollte das zusammen mit den Vitaminen C und E in natürlicher Form geschehen, die in unterschiedlicher Weise Schutzfunktionen ausüben.

Um es noch einmal deutlich auszusprechen: Problematische Überdosierungen sind nur mit hochdosierten künstlichen Vitaminen möglich, nicht aber mit dem Vitamin in seiner natürlichen Form aus den uns zur Verfügung stehenden Lebensmitteln. Gefahren lauern unter anderem durch Vitaminpräparate und die omnipräsenten ACE-Getränke mit synthetisierten Vitaminen, die Gesundheit und Wohlbehagen versprechen, doch überdosiert schnell zu einem unkontrollierbaren Risiko werden. Solche Getränke sollten vor allem von Schwangeren gemieden werden. Es sind jene zu bevorzugen, deren Vitaminbasis natürlich ist. Da die Umwandlung von natürlichen Carotinen etwa aus Karotten, Orangen oder Salaten im Körper streng reguliert ist, können diese keine Vitamin-A-Toxizität hervorrufen.

ACE-Fruchtsaft, garniert mit drei Lebensmittel-Zusatzstoffen

Die Industrie kann mit Multivitaminsäften gleich mehrere Fliegen mit einer Klappe schlagen. Sie liegen im Trend, daher lässt sich gut damit verdienen. Dabei handelt es sich bei genauem Hinschauen lediglich um Säfte, die mit drei Lebensmittel-Zusatzstoffen angereichert und dann als Gesundheitselixiere angepriesen werden. Beta-Carotin, das praktisch ausschließlich in der Syntheseform eingesetzt wird, hat unter E 160a eine Zulassung als Lebensmittelfarbstoff, sorgt also für eine satt orange Farbe, die Natürlichkeit vorgaukelt. Zudem wirken die Vitamine C und E antioxidativ, und auch sie sind unter E 300 (Ascorbinsäure) beziehungsweise E 306 (Tocopherol) als Lebensmittel-Zusatzstoffe zugelassen. Sie verhindern als Antioxidantien und Farbstabilisatoren die enzymatische Veränderung der Fruchtsäfte, erfüllen also zunächst einmal rein lebensmitteltechnologische Zwecke. Und so ganz nebenbei lassen sich die Zusatzstoffe eben auch noch als lebenswichtige Vitamine bewerben. Alles Natur pur – leider nur auf dem Etikett.

Vitamin A, die Beta-Carotine sowie die Vitamine C und E sind in der Natur so reichlich vorhanden, dass uns die Nahrungsmittelindustrie nicht hilfreich unter die Arme greifen muss. Zwei Tests in Zeitschriften bestätigen das eindrücklich: So wird in der Ausgabe des »Pulstipp« vom Januar 2005 getitelt: »Künstliche Vitamine – je weniger, desto besser«. Das Fazit der Stichproben: Die Multivitamin- und ACE-Säfte enthalten zu viele synthetische Vitamine, vor allem A. Und dies, obwohl die potenziellen Gefahren von Überdosierungen durchaus bekannt sind. Die Empfehlung des Magazins: Obst und Gemüse essen oder schwarzen Johannisbeer- beziehungsweise roten Traubensaft mit natürlich hohen Anteilen an den Vitaminen A, C und E wählen. Alternative: Biotta ACE mit natürlichen Vitaminen aus Früchten und Pflanzen.

Ganz ähnlich sieht das Urteil von »Öko-Test« Januar 2006 aus. Das Magazin titelt: »ACE-Vitaminsäfte mit Nebenwirkungen« und beanstandet vor allem die erhöhten oder gar stark erhöhten Werte von isoliertem Beta-Carotin. Die Note »sehr gut« erhält Voelkel Vital ACE Demeter Bio mit natürlichen Carotinen aus Früchten, »gut« geht an Beutelsbacher Bio Sanddorn ACE, ebenfalls ohne synthetisierte Vitamine.

Peinlich ist vor allem, dass die genannten Magazine wie auch andere schon vor Jahren auf die keinesfalls harmlosen Überdosierungen aufmerksam gemacht haben – im Vergleich mit den neuen Tests hat sich trotzdem kaum etwas verändert.

Wichtige Hinweise

■ Vitamin A und auch die Provitamine sind in den Getreidearten, auch in Reis, Mais und Hirse nur wenig enthalten, so dass eine einseitige Kost in dieser Richtung schnell zur Mangelernährung werden kann. Anders sieht das bei gekeimten Getreiden aus: Während des Keimvorgangs nimmt der Gehalt an Vitaminen und Aminosäuren, den Grundbausteinen des Eiweiß, zu.

■ Vitamin A ist empfindlich gegen Licht und Luft. Darum sollten man nie Gemüse – vor allem bereits geputztes – offen herumliegen lassen.

■ Längere Erhitzung wirkt vor allem dann zerstörend, wenn sie unter Zufuhr von Luft erfolgt.

■ Vitamin A wirkt am Fettstoffwechsel und bei der Eiweißsynthese mit. Ein zu hoher Verzehr an tierischem Eiweiß, wie in allen Industrienationen üblich, erhöht den Vitamin-A-Bedarf.

■ Da Vitamin A nur in Verbindung mit Fett resorbiert wird, empfiehlt es sich, Rohkostsalate mit etwas Öl anzurichten.

Ölqualität und die fettlöslichen Vitamine

Räumen wir zuerst einmal mit einem gängigen Vorurteil auf, wonach Öle und Fette ungesund sind und dick machen. Sie sind vielmehr – falls nicht im Übermaß genossen – lebensnotwendig und bilden eine Grundvoraussetzung für die gesunde Ernährung. Dabei erfüllen sie ihre Aufgaben nicht nur als wichtiger Energielieferant des Körpers, sondern sind auch Vermittler der fettlöslichen Vitamine und bestimmter Hormone. Sie sind unentbehrlich für den Stoffwechsel, für die Sehkraft, die Haut, den Knochenaufbau, die Sexualität und das Wachstum. Sie spielen eine Rolle bei der Regulierung von Muskelfunktionen, Blutdruck, Blutgerinnung und im immunologischen Geschehen. Sie bilden wichtige Bestandteile der Zellstruktur und greifen in Herzkranzgefäß-, Immun-, Atmungs- und Verdauungssystem ein. Sie transportieren die fettlöslichen Vitamine A, D, E und K zusammen mit den essenziellen Fettsäuren durch die Darmwand in den Blutstrom. Die mehrfach ungesättigten Fettsäuren kann der Körper nicht selber aufbauen. Sie müssen folglich mit der Nahrung aufgenommen werden. Als essenziell, also als unentbehrlicher Bestandteil der Ernährung, gelten die Linol- und die Linolensäure, heute häufig mit der amerikanischen Bezeichnung Omega 6 und Omega 3 benannt. Sie erfüllen wichtige Aufgaben beim Aufbau der Zellen, dienen als Grundbaustein der Gewebshormone wie Prostaglandine und können einen erhöhten Cholesterinspiegel senken.

Die Fettverdauung beginnt im Magen. Hier wird der Teil der Fette, die bereits emulgiert vorliegen, durch die Magenlipase gespalten. Der größte Teil der Fette wird allerdings erst im Zwölffingerdarm aufgeschlossen. Durch den Gallensaft erfolgt eine Feinverteilung in Tröpfchen, anschließend spaltet die Lipase, ein Enzym der Bauchspeicheldrüse, die Triglyceride in Glyceride und Fettsäuren. Größere Fettbruchstücke gehen nach der Aufnahme durch die Darmwand in die Lymphgefäße, kleine über die Pfortader in die Leber.

Auch wenn wir uns hier um eine Ehrenrettung der Öle und Fette bemüht haben, kommen wir nicht um die Tatsache herum, dass in allen Industrienationen zu viel und vor allem falsches Fett, zu viel tierisches Eiweiß und zu viel isolierte Kohlenhydrate gegessen werden. Die Faustregel der Ernährungswissenschaft lautet: 1 g Fett täglich pro kg Körpergewicht. Tatsächlich wird heute annähernd das Doppelte verzehrt. Selbstverständlich spielt hier die Qualität eine entscheidende Rolle – vermieden werden sollten vor allem die versteckten und in der Regel gehärteten tierischen Fette und hocherhitzte Frittieröle.

Zusammensetzung der Fettsäuren in Ölen und Fetten
(in Prozent der Gesamtfettsäuren)

	Gesättigte Fettsäuren	Ölsäure	Linolsäure Omega 6	Linolensäure Omega 3
Distelöl	12	13	75	–
Erdnussöl	12	66	22	–
Hanföl	8	12	60	20
Haselnussöl	9	78	13	–
Kürbiskernöl	9	34	55	2
Leinöl	9	19	14	58
Maiskeimöl	17	24	59	–
Olivenöl	16	76	8	–
Rapsöl	7	55	31	7
Sesamöl	13	42	45	–
Sojaöl	15	27	50	8
Sonnenblumenöl	12	23	65	–
High oleic				
Sonnenblumenöl	8	82	10	–
Walnussöl	16	28	51	5
Palmfett	47	43	10	–
Kokosfett	96	–	4	–

Sonnenblumen- und Olivenöl – nein danke!

Die Deutsche und die Schweizerische Gesellschaft für Ernährung sorgen sich um die Zusammensetzung der Omega-Fettsäuren im täglichen Speisezettel. Nach ihrer Meinung nehmen wir zuviel Omega 6 (Linolsäure) zu uns und zu wenig Omega 3 (Linolensäure). Bei einer ausgewogenen Ernährung sollte das Verhältnis 1:5 betragen. Eine der Begründungen: Bei den Urmenschen habe das Verhältnis noch 1:1 betragen. Also nähern wir uns dem Speisezettel der Neandertaler an – womit wir uns garantiert fehlernähren. Zudem: Die Italiener kannten praktisch nur Olivenöl und galten und gelten auch heute noch als gesundes Volk. Was soll also der unsinnige Hinweis, in einer ausgewogenen Ernährung müsse weniger Sonnenblumen-, Maiskeim-, Distel- und Olivenöl verwendet werden, dafür mehr Raps-, Lein- und Walnussöl.

Vitamin D – Ich trage den Kalk

Vitamin D spielt eine wichtige Rolle im Kalkstoffwechsel und steht in enger Beziehung zu Calcium. Der andere Name für Vitamin D, Calciferol (lat. *calcium*, »Kalk«, *fero*, »ich trage«) deutet es an: Dieses Vitamin hat als Kalkträger einen entscheidenden Anteil an der Resorption von Calcium aus der Nahrung, denn es reguliert den lebenswichtigen Calcium-Phosphat-Haushalt. Fehlt es, so wird das Calcium im Darm nicht aufgenommen. Es kommt zu Störungen des Knochenwachstums, was vor allem bei Kleinkindern als Rachitis und bei älteren Menschen als Osteoporose oder Osteomalazie (Knochenerweichung) zu Mangelkrankheiten führen kann. Dass besonders Frauen von letzteren Erkrankungen betroffen sind, hängt mit hormonellen Wirkungen zusammen.

Vitamin D ist also ein wichtiger Bestandteil des Calciumstoffwechsel, ein Regulationsmechanismus, an dem auch Leber und Nieren, Schilddrüsenhormone, die Knochen als Calciumspeicher und der Dünndarm als Resorptionsorgan beteiligt sind.

Die Ausgangsstoffe, die im Organismus in eine biologisch wirksame Form umgewandelt werden, sind Cholesterin und das aus der pflanzlichen Nahrung stammende Ergosterin. Die in der Haut befindlichen Vorstufen werden erst durch Lichteinwirkung in das Vitamin Ergocalciferol (D_2) und das Hormon Cholecalciferol (D_3) umgewandelt. Diese Wirkung übt das UV-Licht, die ultraviolette Strahlung aus. An dem Umwandlungsprozess sind zudem die Leber, die Nieren und die Galle beteiligt. Der Schritt in der Leber wirkt sich vorwiegend auf das Skelett, also den Knochenaufbau, die sogenannte Hydroxylierung – den Einbau einer Sauerstoff-Wasserstoff-Gruppe – aus. Der Schritt in der Niere hat vor allem Einfluss auf die Calciumresorption im Dünndarm.

In dieses harmonische Zusammenspiel sollte nur mit Umsicht medikamentös eingegriffen werden. Nach der Entdeckung von Vitamin D begann eine euphorische Rachitisprophylaxe mit dem synthetisierten Vigantol auf der Basis des Hormons Cholecalciferol (D_3). Da die Gefahren von Überdosierungen der fettlöslichen Vitamine noch nicht bekannt waren, wurden Kleinkindern in den ersten Lebensjahren große Vigantol-Stöße gegeben. Dadurch kam es zu einer raschen und starken Mineralisierung des kindlichen Körpers. Die Folgen waren nicht selten Gefäßverkalkungen – schon bei Kleinkindern! Es wurde also mit den Vitamin-D-Gaben eine Alterskrankheit ausgelöst, die sonst erst bei älteren Menschen auftretende Arteriosklerose (Arterienverkalkung). Die Gefahr der Verkalkung besteht auch bei anderen Organen, am größten ist sie an der Herzschlagader und an den Nierengefäßen.

Deshalb sollte auch heute die Vitamin-D-Prophylaxe mit synthetisierten Präparaten nur bei Kleinkindern mit einer rachitischen Veranlagung erfolgen. Das muss eine Ärztin oder ein Arzt unbedingt sorgfältig abklären. Unterbleibt das, kann Kleinkindern mit Neigung zu Verkalkungen mit Vitamin-D_3-Gaben ein bleibender Schaden zugefügt werden, da frühkindliche Verkalkungen nur schwer rückbildungsfähig sind.

Dessen ungeachtet bleibt Vitamin D in der hormonellen Form des D_3 ein wichtiges Heilmittel zur Stärkung der Knochen, bei entzündlichen Erkrankungen, Immunschwäche und bei Wechseljahrsbeschwerden. Doch sollte der Einsatz von synthetisiertem Vitamin D in hoher Dosierung über längere Zeit nie unkontrolliert erfolgen. Bei Neigung zu Nierensteinen scheidet eine Anwendung von vornherein aus. Einer ausreichenden Aufnahme durch die Nahrung muss ohnehin immer Beachtung geschenkt werden, da Vitamin D erst im Verbund mit anderen Vitalstoffen (Vitamin C und A sowie Zink) voll zur Wirkung kommt.

Versorgungssicherheit durch Nahrungsanreicherung?

Die Anreicherung von Nahrungsmitteln durch Substanzen mit medikamentöser Wirkung (Fluor, Jod, Folsäure) bedeutet eine Gratwanderung. Es sind unter den Konsumierenden immer auch Menschen, die mit Krankheitszeichen reagieren, wie das beim Jodieren deutlich wurde. Auch Vitamin D wird in vielen europäischen Ländern für die Versorgungssicherheit der Margarine und vor allem der Kindernahrung zugesetzt. Die Begründung für diese als Rachitisprophylaxe gedachte Maßnahme: Pflanzliche Nahrung enthält bis auf wenige Ausnahmen kaum Vitamin D, so dass Defizite in der Grundversorgung festgestellt wurden. Da Margarine keinen natürlichen Gehalt an Vitamin D aufweist, wird durch den Zusatz von 25 µg/kg gewährleistet, dass etwa die gleiche Vitaminmenge wie beim Verzehr von Butter aufgenommen wird.

Dabei nimmt Vitamin D unter all den lebensnotwendigen Vitalstoffen eine Sonderstellung ein, da es dank der körpereigenen Synthesefähigkeit nicht unbedingt über die Nahrung zugeführt werden muss. Ein gesunder Erwachsener ist durchaus in der Lage, bei entsprechenden Aufenthalten in der Sonne seinen Bedarf durch Eigensynthese zu decken. Deshalb haben einige exotische Länder (zum Beispiel Mexiko, Indien, Philippinen) auch keine

Zufuhrempfehlungen für Erwachsene, sondern nur für Kinder. Allerdings ist zu beachten, dass die Synthesefähigkeit von der Ultraviolett-Einstrahlung abhängt, und die kann bei uns über Wochen durch natürliche oder von Industriesmog verursachte Dunstglocken verhindert werden. So oder so: Fisch, Avocados oder gelegentlich ein Teelöffel Lebertran verhindern sicher Defizite, was vor allem in den sonnenarmen Monaten wichtig ist.

Ein selten genannter Faktor, der dem Entstehen der Osteoporose Vorschub leistet, ist neben dem Bewegungsmangel und den fehlenden körperlichen Herausforderungen die heute weitverbreitete Angst vor der Sonne. Normalerweise entstehen in der Haut bei genügender UV-Strahlung ausreichende Mengen Vitamin D3. Die Versorgung mit Vitamin D ist also neben einer vernünftigen Ernährung auch eine Frage des Lichts. Mangel an Vitamin D führt zu einer verminderten Kalkresorption aus dem Darm, was mit einem Absinken des Blut-pH-Wertes (Hypocalcämie) verbunden ist.

Rachitis und die Dunstglocke der Industriestädte

Rachitis wurde früher auch Englische Krankheit genannt, da sie im typischen Smog, in lichtarmen Wohnungen unter der Dunstglocke der Industriestädte bei Säuglingen erstmals beobachtet und beschrieben wurde. Gefährdet ist das Kleinkind vor allem in den ersten beiden Lebensjahren bei entsprechender Veranlagung, Mangel an Sonnenlicht und schlechter Ernährung, was eine mangelhafte Ausbildung der Knochen nach sich zieht. Das kann dazu führen, dass sich die Fontanelle im Kopf nicht altersgemäß schließt. Es kann aber auch zu einer Deformation der Knochen (O- oder X-Beine), der Rippen oder der Wirbelsäule kommen.

Funktion und Wirkungsweise

Neben der Aufnahme durch die Nahrung wird Vitamin D vom Körper mit Hilfe von Sonnenlicht selbst hergestellt. Der Aufenthalt und viel Bewegung im Freien sind daher für alle Altersgruppen besonders wichtig. Vitamin D unterstützt die Bildung und Festigung der Knochen und Zähne und regelt den Calcium-Phosphat-Haushalt, sorgt für das Zellwachstum und aktiviert die Leukozyten und damit die Immunabwehr.

Täglicher Bedarf

Die empfohlene tägliche Zufuhr von Vitamin D (Calciferol) beträgt 5 µg, für Kinder unter 12 Monaten und Menschen über 65 Jahre werden 10 µg empfohlen, für Schwangere und Stillende 5 µg.

Vorkommen von Vitamin D

Die größten natürlichen Vorkommen an Vitamin D finden wir in fetten Fischen wie Hering, Lachs und Aal. Lebertran bleibt eine unerreichte Quelle für die Vitamin-D-Versorgung, und immerhin bilden Avocados und Pilze gute vegetarische Alternativen mit einem Gehalt auf der Stufe von Milchprodukten, Butter und Eiern.

Vorkommen von Vitamin D in µg pro 100 g Nahrungsmittel

Lebertran	150	Hering	27
Lachs	22	Forelle, Thunfisch	6
Avocado	5	Schmelzkäse	3
Pilze, Eier, Butter	2	Rahm, Camembert	1

Mangelzustände, Krankheiten und therapeutischer Einsatz

Mängel entstehen durch zu wenig Sonnenlicht, Fehlernährung, verminderte Aufnahme durch Magen-Darm-Erkrankungen oder unzureichende körpereigene Produktion im Alter. Durch Mängel an Vitamin D kommt es bei Kindern zu Wachstums- und Entwicklungsstörungen, zu Reizbarkeit und Ruhelosigkeit sowie zu vermehrten Infektionen. Bei Erwachsenen führt ein Mangel zu Verlust von Mineralien in den Knochen, Muskelschwäche, erhöhtem Blutdruck und erhöhtem Infektionsrisiko.

Vitamin D wird unter ärztlicher Kontrolle zur Stärkung der Knochen und bei Wechseljahrbeschwerden eingesetzt. Es gibt auch Hinweise darauf, dass Autoimmunerkrankungen wie multiple Sklerose oder juveniler Diabetes mit Vitamin-D-Mangel zusammenhängen. In gemäßigten Breiten ist wegen der geringeren Sonneneinstrahlung die Eigenbildung von Vitamin D im Körper herabgesetzt. MS und andere Autoimmunerkrankungen treten hier häufiger auf als in den Tropen und Subtropen. Betroffene Patienten profitieren durch Vitamin-D-Gaben nicht nur durch eine Verringerung der Autoimmunreaktion, sondern auch durch die Festigung der Knochen *(Vitamin D and Autoimmunity. Proceedings of the Society for Experimental Biology and Medicine, 2000).*

Überdosierung und Gefahren

Toxische Wirkungen bei Überdosierungen sind ernst zu nehmen. Bei Kindern kann es dadurch zu Hypercalcämien mit Kalkeinlagerungen im Gewebe kommen. Dosen von über 1000 μg Vitamin D am Tag können bei Erwachsenen zur Verkalkung von Nieren und Geweben führen.

Wichtiger Hinweis

■ Chronische Erkrankungen der Leber und der Gallenblase sowie Störungen des Verdauungstraktes reduzieren die Aufnahme und die Speicherung von Vitamin D.

Hypovitaminosen, Avitaminosen, Hypervitaminosen

Vitaminmängel sind nicht nur die Folge einer unzureichenden Zufuhr über die Ernährung, sondern entstehen auch durch einen erhöhten Bedarf oder durch Resorptionsstörungen. Das ist beispielsweise bei Krankheiten oder Wechselwirkungen mit Medikamenten (siehe Seite 42) der Fall. Eine gestörte Resorption liegt bei immer mehr Menschen vor, und in einem solchen Fall ist auch über eine höhere Vitaminaufnahme keine Besserung zu erwarten.

*Als **Hypovitaminosen** werden leichte Mangelzustände mit noch unspezifischen Krankheitsbildern wie Abgespanntheit, Schlafstörungen, Kopfschmerzen und so weiter bezeichnet. Bei **Avitaminosen** handelt es sich schon um schwerere Mangelzustände, die einer medizinischen Behandlung bedürfen. **Hypervitaminosen** betreffen Krankheiten, die durch eine übermäßige Zufuhr synthetischer Vitamine ausgelöst werden. Sie betreffen praktisch ausschließlich fettlösliche Vitamine (A, D, E, K), da sich diese in der Leber anreichern können, während die wasserlöslichen Vitamine mit dem Urin ausgeschieden werden. Allerdings sollten auch bei diesen dauernde Überdosierungen synthetischer Präparate vermieden werden.*

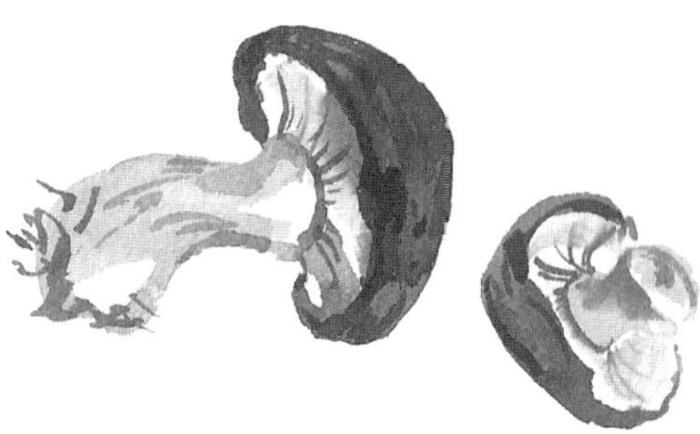

Vitamin E – das Fruchtbarkeitsvitamin

Vitamin E ist der Sammelbegriff für die Tocopherole, die vor allem in pflanzlichen Ölen, Nüssen und Getreiden vorkommen. Tocopherole sind hochwirksame fettlösliche Antioxidantien, die besonders mehrfach ungesättigte Fettsäuren vor Oxidation durch Sauerstoffradikale schützen (siehe Seite 38). Die höchste Wirksamkeit hat das natürlich vorkommende Alpha-Tocopherol. Beim gesunden Menschen wird kaum ein Vitamin-E-Mangel beobachtet, es sei denn, er ernährt sich einseitig mit Tiefkühlkost. Es gibt viele Anzeichen dafür, dass Vitamin E nicht nur Mangelkrankheiten verhindert, sondern zusammen mit anderen antioxidativen Komponenten bei der Entstehung vieler degenerativer Erkrankungen eine vorbeugende Rolle spielt.

Zwischen Vitamin E und Vitamin A bestehen wichtige Wechselbeziehungen, ebenso zur wasserlöslichen Variante mit antioxidativer Wirkung, dem Vitamin C. Vitamin E wird nur in Pflanzen gebildet und ist in erster Linie in Getreidekeimlingen, besonders in Keimölen, enthalten. Reich an Vitamin E sind Sonnenblumen- und Kürbiskerne sowie Sojabohnen. Gute tägliche Vitamin-E-Quellen sind Sonnenblumen-, Weizen- und Maiskeimöle. Dabei tritt das Vitamin E in selbstlos dienender Funktion auf: Während der Keimung von Getreide nimmt der Gehalt an Vitaminen, vor allem an Provitamin A, und an Aminosäuren zu, während sich das ursprünglich im Getreidekorn vorhandene Vitamin E dabei verbraucht – auch eines der Wunder der Natur, die noch nicht in allen Details geklärt sind.

Auch bei einem anderen Wunder, der Geburt, spielt Vitamin E eine bedeutende Rolle. Das deutet schon der wissenschaftliche Name Tocopherol an, was so viel wie Geburtsträger bedeutet (griech. *tocos*, »Geburt«, *pherein*, »tragen«). Der Einfluss von Tocopherolen auf die Fruchtbarkeit, den Verlauf der Schwangerschaft und die Keimdrüsen gilt als gesichert. Über die Hypophyse, die hormonelle Steuerungszentrale, wirken sie auf die Geschlechtsdrüsen, steuern hormonelle Prozesse und beeinflussen Sexualität und Wechseljahre. Wichtige Funktionen erfüllt Vitamin E aber auch als Antioxidans, als Oxidationsschutz. Vitamin E verhindert die oxidative Zerstörung von ungesättigten Fettsäuren, aber auch von Carotinen und Vitamin A. Durch Vitamin E wird die Verwertung der Nahrungscarotine verbessert und das sehr oxidationsempfindliche Vitamin A stabilisiert.

Funktion und Wirkungsweise

Vitamin E wird auch das Fruchtbarkeitsvitamin genannt. Es schützt Hormone, Enzyme und Zellwände, an deren Aufbau es maßgeblich beteiligt ist. Es fördert den Energiestoffwechsel, wirkt antioxidativ und schützt so die mehrfach ungesättigten Fettsäuren wie Linolensäure, aber auch Vitamin A beziehungsweise die Vorstufe Beta-Carotin.

Täglicher Bedarf

Über den täglichen Bedarf an Tocopherol besteht international kein allgemeiner Konsens, und die Empfehlungen schwanken zwischen 3 (im Alter von 0 bis 4 Monaten) und 17 mg (für Stillende, durchschnittlich 15 mg.). Auch der therapeutische Einsatz von Megadosen (Linus Pauling empfiehlt 800 mg) wird kontrovers diskutiert.

Vorkommen von Vitamin E

Den höchsten Gehalt an Vitamin E weisen Pflanzenöle auf, vor allem Weizenkeim- und Sonnenblumenöl. Allerdings wird der Gehalt durch den hohen Anteil an ungesättigten Fettsäuren (Linol- und Linolensäure) etwas relativiert, da mit diesen auch der Bedarf an Vitamin E ansteigt. Manche Gemüsesorten wie Fenchel und Schwarzwurzel sowie alle grünen Salate sind deshalb bessere Quellen für Vitamin E. Außerdem ist dieses Vitamin in Nüssen, Vollkorngetreideerzeugnissen und Eiern enthalten. Der Vitamin-E-Gehalt tierischer Lebensmittel ist abhängig von der Ernährung der Tiere. Generell ist die Menge eher gering.

Vorkommen an Vitamin E in mg pro 100 g Nahrungsmittel

Weizenkeimöl	185,0	Sonnenblumenöl	50,0
Mandeln, Haselnüsse	25,2	Sonnenblumenkerne	21,8
Olivenöl	12,0	Schwarzwurzel	6,0
Fenchel	4,0	Vollkornknäckebrot	4,0
Grünkohl	3,0	Bohnen grün	2,5
Roggenbrot	2,0	Haferflocken	1,5
Lachs, Garnelen	2,0	Kopfsalat	1,0

Mangelzustände, Krankheiten und therapeutischer Einsatz

Blutarmut, Muskelschwäche, Unlust, Erschöpfung – das sind Anzeichen für einen Mangel an Vitamin E. Mangelsituationen können durch intensive Ausdauersportarten und den stark erhöhten Konsum mehrfach ungesättigter Fettsäuren entstehen. Wegen seiner stark gerinnungshemmenden Wirkung – hier ist Vitamin E ein Gegenspieler zum Blutgerinnungsförderer Vitamin K – sollte bereits einige Wochen vor Operationen auf hochdosierte Vitamin-E-Gaben verzichtet werden. Bei Bluthochdruck keine überdosierten Gaben von Vitamin E einnehmen.

Beim weltweit rasant ansteigenden Altersdiabetes gibt es Hinweise, dass antioxidative Stoffe wie Vitamin E und Polyphenole positive Wirkungen ausüben können. Das ändert selbstverständlich nichts daran, dass die Ursachen oft im Übergewicht durch Fehlernährung und Bewegungsmangel zu suchen sind. In Studien fand sich bei Diabetikern eine markant niedrigere Konzentration von Vitamin E und C im Blutplasma. Dies wird als Folge des oxidativen Stresses gedeutet. Dass freie Radikale (siehe Seite 38) an Beta-Zellen der Bauchspeicheldrüse am Entstehen des Diabetes beteiligt sind, gilt als gesichert. Ob und inwieweit die hochdosierte Gabe von Vitamin E Spätkomplikationen bei Zuckerkranken verhindern kann, ist bei der geringen Erfahrung nicht mit Sicherheit zu klären. Doch besteht hier unter ärztlicher Aufsicht eine Option, die genutzt werden kann.

Es gibt Hinweise darauf, dass Vitamin E einen positiven Effekt in der Prophylaxe von Herz-Kreislauf-Erkrankungen ausübt. Zu beachten ist, dass synthetisches und natürliches Vitamin E nicht identisch sind. Das natürliche (RRR)-alpha-Tocopherol hat eine mindestens doppelt so hohe Bioverfügbarkeit wie synthetische Präparate (nach Prof. K. U. Ingold, Sertüner Arznei). Für eine sinnvolle Therapie ist die über eine vollwertige Ernährung zugeführte Menge von Vitamin E nicht ausreichend.

Überdosierungen und Gefahren

Vitamin E übt im Blut eine gerinnungshemmende Wirkung aus und ist damit ein Gegenspieler zum Blutgerinnungsförderer Vitamin K. Bei bevorstehenden Operationen und Risikogeburten sollte man keine Gaben von synthetischem Vitamin E oder ACE-Präparate nehmen.

Wichtige Hinweise

■ Da Vitamin E durch Licht und Sauerstoff schnell abgebaut wird, sollten Öle dunkel und fest verschlossen gelagert werden.

■ Bei der üblichen Verarbeitung und Zubereitung der Lebensmittel erleidet Vitamin E relativ kleine Verluste. Es ist weitgehend unempfindlich gegenüber

Erhitzen bis 200 °C. Dagegen wird es beim Tiefgefrieren praktisch vollständig vernichtet. Bisher wurde davon ausgegangen, dass Vitamin-E-Mängel selten sind. Regelmäßige Tiefkühlnahrung kann jedoch zu Defiziten führen.

■ Vitamin E wird zwar nur von Pflanzen synthetisiert, kommt aber als fettlösliches Vitamin in allen Zellenmembranen vor, so dass auch tierische Fette einen Beitrag zur Bedarfsdeckung leisten.

Freie Radikale und Fettsäuren

Alle Lebewesen, die Sauerstoff atmen, bilden im Oxidationsprozess freie Radikale. Solche Reaktionen sind im Stoffwechsel nötig, doch der hochgelobte Sauerstoff kann eben auch schädliche Wirkungen haben. Das lässt sich etwa beim Eisen beobachten, das unter Einwirkung von Sauerstoff rostet. Bei Fetten besteht die Gefahr, dass sie ranzig werden. Das trifft jedoch vor allem auf die Zellmembranen zu, die ungesättigte, essenzielle Fettsäuren, vor allem Linolensäure (Omega 3), enthalten. Vitamin E nimmt aggressiven Sauerstoffverbindungen und freien Radikalen ihre Reaktionsfähigkeit und schützt auf diese Weise Zellwände, Hormone und Enzyme, an deren Aufbau die Fettsäuren maßgeblich beteiligt sind. Dabei spielen auch die Vitamine A und C sowie eine Reihe bioaktiver Substanzen eine Rolle.

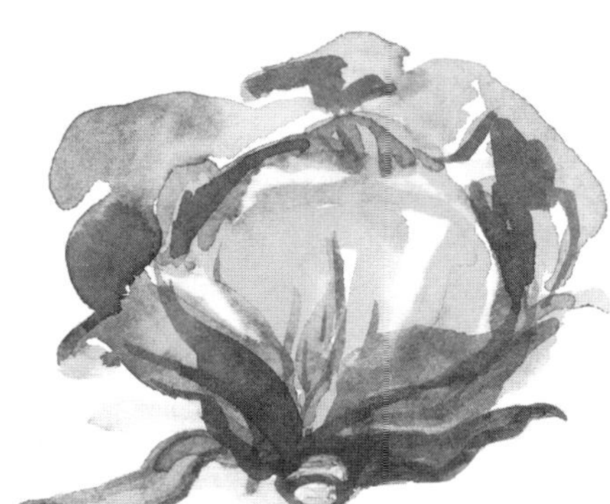

Vitamin K – wichtig für die Blutgerinnung

Wie bei anderen Vitaminen geht auch die Aufschlüsselung von Vitamin K auf einfache Beobachtungen zurück: Amerikanischen Farmern war aufgefallen, dass bei Kühen nach der Verfütterung von Cumarin-haltiger Luzerne Blutungen auftraten. Cumarine, die in Klee, Luzerne, vor allem aber in Waldmeister und Zimt vorkommen, sind Vitamin-K-Antagonisten. Sie stellen natürliche Blutverdünner dar oder genauer: Sie setzen die Blutgerinnungsfaktoren, für die Vitamin K verantwortlich ist, herab. Von daher war es nur noch ein kurzer Schritt, jene Faktoren zu entdecken, die für die Gerinnung des Blutes zuständig sind. Die Strukturaufklärung und Synthese gelang 1939.

Vitamin K spielt also eine zentrale Rolle bei der Gerinnung des Blutes. Es gibt zwei Hauptformen: Vitamin K_1 (Phyllochinon) findet sich in pflanzlichen Nahrungsmitteln, während Vitamin K2 (Menachinon) aus tierischen und bakteriellen Quellen stammt. Die bakterielle Flora des Darms ist in der Lage, das Vitamin selbst zu synthetisieren und damit einen beträchtlichen Teil des Tagesbedarfs zu liefern. Deshalb ist auch eine Festlegung des täglich Benötigten schwierig. Das Vitamin ist an der Bildung mehrerer Bluteiweiße beteiligt, von denen einige die Blutgerinnung fördern, andere dagegen den Gerinnungsprozess verlangsamen – so wird ein Gleichgewicht erreicht. Vitamin K ist zudem unerlässlich für die Mineralisation des Knochengerüstes. Es mobilisiert das Protein Osteocalcin, das den Rhythmus von Knochenauf- und -abbau reguliert.

Bei Erwachsenen ist im Normalfall nicht mit einem Vitamin-K-Mangel zu rechnen (siehe Seite 40). Säuglinge können dagegen in den ersten Lebenstagen gefährdet sein, da ihr Darm zu keiner Eigensynthese fähig ist und Muttermilch sehr wenig Vitamin K enthält. Zum Schutz gegen Mängel erhalten Säuglinge daher in der Regel gleich nach der Geburt Vitamin K verabreicht.

Es gibt jedoch noch eine weitere Risikogruppe, und zwar jene Menschen, die blutgerinnungshemmende Medikamente nehmen müssen. Typische Einsatzbereiche von Blutgerinnungshemmern (Antikoagulanzien) sind zum Beispiel die Vorbeugung oder Behandlung eines Herzinfarktes und Schlaganfalls sowie die dauerhafte Medikation nach Einsetzen einer künstlichen Herzklappe. Die Blutplättchen sollen hier nicht zu stark verklumpen, da es sonst zu lebensgefährlichen Komplikationen kommen kann. Lange Zeit wurde diesen Patienten geraten, Lebensmittel mit hohen Vitamin-K-Werten zu meiden, da die Wirksamkeit der Arzneimittel herabgesetzt werden könnte. Untersuchungen zeigen aber, dass selbst größere Mengen an Vitamin-K-reichen Lebensmitteln (zum Beispiel 500 g Spinat) die Blutgerinnung nur unwesentlich beeinflussen. Es hat sich zudem gezeigt, dass eine genaue Berechnung des Vitamin-K-Gehaltes eines Speiseplanes nicht möglich ist, so dass auch für die Menschen mit einer künstlichen Herzklappe die Regeln einer gesunden, vielseitigen Ernährung gelten.

Funktion und Wirkungsweise

Vitamin K ist ein Blutgerinnungsvitamin. Das K steht für *Koagulation*, Gerinnung des Blutes. Es wird als Gerinnungsfaktor durch Biotin unterstützt.

Täglicher Bedarf

Der Vitamin-K-Bedarf des Menschen ist nicht genau bekannt. Das liegt vor allem daran, dass der Umfang der Eigensynthese schwer einzuschätzen ist. Der Bedarf wird auf 10 bis 80 µg geschätzt, wobei von 1 µg pro kg Körpergewicht ausgegangen wird, bei Säuglingen unter 4 Monaten von 4 µg.

Vorkommen von Vitamin K

Den höchsten Gehalt an Vitamin K weisen fermentierte Produkte wie beispielsweise Sauerkraut auf. Grünes Gemüse, Salate, Walnüsse und Walnussöl weisen hohe Gehalte auf, Milch und Milchprodukte mittlere und Fleisch (Ausnahme Huhn) und Obst geringe.

Vorkommen von Vitamin K in µg pro 100 g Nahrungsmittel

Sauerkraut	800	Huhn	470
Rosenkohl, Spinat	450	Chicoree, Kopfsalat	200
Kartoffeln, Karotten, Butter	60	Haferflocken, Vollreis	50
Emmentaler	30	Erdbeeren, Bananen	10
Rohmilch	6	Muttermilch	0,5

Mangelzustände, Krankheiten und therapeutischer Einsatz

Die Verlängerung der Gerinnungszeiten des Blutes sind Anzeichen für einen Vitamin-K-Mangel. Dadurch kann es zu Nasenbluten, Magen-Darm-Blutungen, Blutungen des Zellgewebes, der Haut und so weiter kommen. Antibiotikabehandlungen können Mangelzustände auslösen, da sie Einfluss auf die Darmflora haben, die das Vitamin K zum Teil herstellt. Funktionsstörungen der Leber, Bauchspeicheldrüse und Magen-Darm-Leiden mit Fettresorptionsstörungen wie Morbus Crohn haben Einfluss auf die Aufnahme von Vitamin K. Zudem mindert ein hoher Alkoholkonsum die Fähigkeit der Leber, die Blutgerinnungsfaktoren herzustellen, die auf Vitamin K angewiesen sind.

Überdosierungen und Gefahren
Sind bei Vitamin K nicht bekannt.

Wichtiger Hinweis
■ Vitamin K ist gegen Hitze und Sauerstoff unempfindlich, Vitamin-K-Verluste durch die übliche Zubereitung der Nahrung sind also relativ gering. Durch Einwirkung von Tageslicht allerdings wird es zerstört.

Vitamin K, Zimt und die Cumarine
Mitte November 2006 hat eine Kassensturz-Sendung des Schweizer Fernsehens das anlaufende Weihnachtsgeschäft mit Zimtgebäck praktisch zum Erliegen gebracht. Grund dafür: Cumarin, das als lebertoxischer Begleitstoff von Zimt, vor allem aber des verwandten Cassie dargestellt wurde. Seit mehr als einem Dutzend Jahren wird das Thema Cumarin nun diskutiert. Zuerst fiel der Waldmeister der Laboranalytik zum Opfer, der wie Heu, Luzerne und Klee den typischen frischen Cumarinduft ausströmt. Und nun sind Zimt und Cassie an der Reihe, Gewürze, die für Millionen von Menschen vor allem in Indien und Sri Lanka mit uralten Traditionen verbunden sind.

Cumarin, ein natürlich in Pflanzen vorkommender Stoff, ist wegen seiner physiologischen Wirkungen für die pharmazeutische Industrie von höchstem Interesse. Als Phenprocoumon bildet es Grundlage für Arzneimittel, die als Gegenspieler zum Vitamin K die Gerinnungsfaktoren im Blut herabsetzen. Medikamente wie Marcoumar werden zur Vorbeugung von Thrombosen und Lungenembolien eingesetzt – vor allem in Langzeitbehandlungen und mit Cumarindosierungen, wie sie in der Natur nicht vorkommen.

Die Natur hält noch weitere Gefahren bereit: Apiol, der Hauptwirkstoff der Petersilie, ist überdosiert giftig. In Sellerie ist ein Stoff enthalten, der Psoralen heisst und der in bestimmten Tierversuchsanordnungen die DNA angreift. Und Salbei enthält wie Wermut (Absinth) Thujon, einen Stoff, der anregend wirkt und die Kreativität fördert, in höheren Dosen jedoch heikel ist. Es gibt noch viel zu tun.

Exkurs: Der Einfluss von Medikamenten auf die Vitaminversorgung

Neben der Resorptionsfähigkeit, die u.a. durch Leber- und Magen-Darm-Erkrankungen gestört sein kann, extensivem Alkoholgenuss und Rauchen beeinflussen auch Medikamente den Vitaminstatus. Die folgende Zusammenstellung schafft einen Überblick, welche Medikamente die Aufnahme einzelner Vitamine oder ganzer Gruppen behindern, so dass die Vitaminversorgung in Frage gestellt ist. Medikamente können in alle Stoffwechselbereiche eingreifen: von der Verdauung und Resorption über den Transport und die Verteilung im Blut bis zur Metabolisierung (Verstoffwechslung) und Ausscheidung. Besonders gefährdet sind chronisch Kranke und ältere Menschen. Zu den Risikogruppen zählen zudem die genannten Alkoholiker und Raucher, weiterhin Epileptiker, Rheumatiker, Menschen mit Bluthochdruck, Herz-Kreislauf-Kranke, Leberkranke, Krebspatienten, Diabetiker sowie Schmerzpatienten.

Vitamin	Medikament mit möglicher negativer Auswirkung auf den jeweiligen Vitaminstatus
Vitamin A	Antibiotika, Schlafmittel, Abführmittel, Cholesterin senkende Mittel (Lipidsenker), Arelix, Torem (Diuretika, wasserausschwemmend, harntreibend), Antazida (säurebindende Mittel), Colchicin (entzündungshemmendes Mittel der Herbstzeitlose)
Vitamin D	Anticonvulsiva (Mittel gegen epileptische Krämpfe), Barbiturate (Schlafmittel), Anti-Epileptika, orale empfängnisverhütende Mittel, Colchicin (entzündungshemmendes Mittel der Herbstzeitlose), Sedativa (Beruhigungsmittel), Rifampicin (Tuberkulosemittel), Arelix, Torem (Diuretika, wasserausschwemmend, harntreibend)
Vitamin E	Laxanzien (Abführmittel), Colchicin (entzündungshemmendes Mittel der Herbstzeitlose), Arelix, Torem (Diuretika, wasserausschwemmend, harntreibend)

Vitamin	Medikament mit möglicher negativer Auswirkung auf den jeweiligen Vitaminstatus
Thiamin (B_1)	Diuretika (harntreibende, ausschwemmende Mittel), Antazida (säurebindende Mittel)
Riboflavin (B_2)	Antidepressiva, Chemotherapie, Antazida (säurebindende Mittel), Barbiturate, Anti-Epileptika
Niacin (B_3)	Analgetica (schmerzlindernde Mittel), Zytostatika (Mittel, die in den Zellstoffwechsel eingreifen), Psychopharmaka (Diazepam), Antiepileptika (Phenytoin), Antirheumatika, Madopar (Levodopa und Benserazid), Antazida (säurebindende Mittel)
Pantothensäure	Mittel gegen Diabetes
Pyridoxin (B_6)	Anticonvulsiva (Mittel gegen epileptische Krämpfe), Isoniazid (Tuberkulosemittel), Corticosteroide (Mittel gegen Ekzeme, Hauterkrankungen), adrenocorticotrope Hormone (ACTH), Antazida (säurebindende Mittel), Kontrazeptiva, Penicillamin (gegen rheumatoide Arthritis)
Cobalamin (B_{12})	Orale empfängnisverhütende Mittel, Colchicin (entzündungshemmendes Mittel der Herbstzeitlose), Kaliumchlorid vermindert Resorption, Omeprazol (puffert die Wirkung der Magensäure ab), Pyrimethamin (Anti-Malariamittel), Biguamide (Mittel zur Senkung der Blutzuckerwerte)
Biotin	Antibiotika, Tegretol (Krampfanfälle, Epilepsie), Antazida (säurebindende Mittel), Barbiturate
Folsäure	Orale empfängnisverhütende Mittel, Anticonvulsiva (Mittel gegen epileptische Krämpfe), Zytostatika (Mittel, die in den Zellstoffwechsel eingreifen), Sulfonamide, Methotrextat (chronische Polyarthritis), Trimethoprim (Antibiotikum), Salazopyrin (Medikament gegen entzündliche Erkrankungen im Dickdarm), Colo-Pleon (Mittel bei Darmentzündung), Tegretol (Krampfanfälle, Epilepsie), Antazida (säurebindende Mittel)

Vitamin	Medikament mit möglicher negativer Auswirkung auf den jeweiligen Vitaminstatus
Vitamin C	Acetylsalicylsäure (Aspirin), Barbiturate (Schlafmittel), Antibiotika, orale empfängnisverhütende Mittel, Antazida (säurebindende Mittel), Anti-Epileptika, Cortison
Vitamin K	Gerinnungshemmende Medikamente wie Marcoumar, Marcuphen, Coumadin, Heparin (Blutverdünner, hemmen die Blutgerinnung), Aspirin und Rheumamittel, Colchicin (entzündungshemmendes Mittel der Herbstzeitlose)

Neben den genannten können viele weitere Arzneimittel zu Entzündungen der Leber führen – vor allem bei Langzeiteinnahme. Solche Medikamente werden auch immer die Aufnahme der fettlöslichen Vitamine A, D, E und K beeinflussen.

Wasserlösliche Vitamine

Vitamin C und der Vitamin-B-Komplex (Vitamin B_1, B_2, B_6, B_{12}, Niacin, Pantothensäure, Folsäure, Biotin) sind wasserlösliche Vitamine. Sie sind – mit Ausnahme von B_{12} – nur in geringen Mengen und für einen kurzen Zeitraum speicherbar und müssen daher dem Körper regelmäßig in ausreichender Menge mit der Nahrung zugeführt werden. Überschüsse werden über die Niere mit dem Urin ausgeschieden. Bei allen B-Vitaminen und auch bei Vitamin C spielt ein gesundes Magen-Darm-Milieu eine entscheidende Rolle. Nicht nur, dass der Mensch bei einigen B-Vitaminen (Niacin, Biotin) zur Eigensynthese fähig ist, sondern viele über Enzyme ablaufende Stoffwechselprozesse sind nicht nur von einer ausreichenden Vitaminzufuhr, sondern auch von einer aktiven Magen-Darm-Mucosa, von gesunden Schleimhäuten, abhängig.

Bei den acht B-Vitaminen – B_1 (Thiamin), B_2 (Riboflavin), B_6 (Pyridoxin), B_{12} (Cobalamin), Biotin, Folsäure, Niacin und Pantothensäure – wird von einem Komplex gesprochen. Sie sind meist in denselben Nahrungsmitteln gemeinsam enthalten. Gute Quellen für den Vitamin-B-Bedarf sind vollwertige Getreide und deren Produkte, Weizenkeime, Hülsenfrüchte und Nüsse. Mit der Bierhefe beziehungsweise Hefepräparaten gibt es zudem einen seit langem bewährten Nahrungszusatz, der die ganze Palette abdeckt (siehe Seite 16, Keine Spur von Vitaminmangel!).

Vitamine stehen untereinander sowie mit Hormonen, Enzymen, Spurenelementen und Mineralstoffen in enger Wechselbeziehung. Recht deutlich zeigt sich das vor allem bei den Vitaminen der B-Gruppe, die unmittelbar hintereinander an verschiedenen Stellen in die Stoffwechselprozesse eingreifen. Mangelerscheinungen sind daher möglich, wenn die Stoffwechselkette auch nur an einer Stelle unterbrochen ist.

Bei den wasserlöslichen Vitaminen wird davon ausgegangen, dass Überschüsse relativ schnell ausgeschieden werden. Das ändert jedoch nichts daran, dass auch dieser Gruppe mit Respekt und Umsicht begegnet werden sollte.

Vitamin B_1 und die Kotfresser

Bei den B-Vitaminen nimmt das B_1 (Thiamin, Aneurin) bei Tier und Mensch eine Art Schlüsselstellung ein, es ist zudem am besten untersucht. Kein Wunder, ist es doch das einzige Vitamin, das bereits im 19. Jahrhundert entdeckt wurde. Aus der Gruppe der B-Vitamine wurde Thiamin als erste Substanz 1926 aus Reisschalen isoliert und zehn Jahre später synthetisiert. Man gab dieser Substanz bei der späteren Einteilung der Vitamine den Namen B_1 und bezeichnete es wegen des Zusammenhangs mit Nervenentzündungen auch als antineuritisches Vitamin oder Aneurin (Neuritis: Nervenentzündung) oder Thiamin, abgeleitet vom griechischen *theion*, »Schwefel«.

B_1 ist das einzige Vitamin, das an Schwefel gebunden ist. Der holländische Arzt Christiaan Eijkman erhielt 1929 den Nobelpreis für Medizin für die Entdeckung der Vitaminmangelkrankheit Beri-Beri, die vor allem auf einen Thiaminmangel zurückgeführt wird. Eijkman ist davon ausgegangen, und hat das auch experimentell belegt, dass der Thiaminmangel durch geschälten und polierten und damit seiner Vitalstoffe beraubten Reis ausgelöst worden ist. Heute gibt es eine Reihe von Theorien, die einem solchen Zusammenhang widersprechen.

Sicher ist: Fehlt die Schlüsselsubstanz Thiamin, ist Leben nicht möglich. Nun wurde aber festgestellt, dass Kaninchen und Ratten auch dann überlebten, wenn sie ein Futter bekamen, das keinerlei Vitamin B_1 enthielt. Die Tiere behalfen sich durch Kotfressen, womit sie über Darmbakterien selbst Vitamin B_1 herstellen konnten. Wir wollen das nun nicht unbedingt zur Nachahmung empfehlen, sondern nur als Hinweis darauf werten, dass die B-Vitamine – allen voran Thiamin und Cobalamin – auf ein bestimmtes Magen-Darm-Milieu angewiesen sind. Gerade bei rein vegetarischer Ernährung kommt es nicht nur auf die Vielfalt, sondern auch auf die Qualität der Nahrungsmittel an. Auch beim Menschen ist ein Thiaminaufbau durch Darmbakterien möglich. Da diese Synthese jedoch im Dickdarm passiert, gehen die Vitamine ungenutzt ab, da die Resorption nur im Dünndarm möglich ist.

Thiamin ist äußerst wichtig für die Funktion der Nerven. Ohne dieses Vitamin schwindet die geistige und körperliche Leistungsfähigkeit, und es kommt zu Depressionen, die letztlich bei Beri-Beri, also schweren Formen von Nervenentzündungen, enden.

Es gibt nicht viele Lebensmittel mit einem größeren Thiamingehalt. In der praktischen Ernährung spielen daher vor allem Getreideprodukte eine entscheidende Rolle. Deshalb wirken sich auch die diffusen Theorien von einigen Ernährungswissenschaftlern, wonach Vollkorn in welcher Form auch immer für den Menschen unverträglich sei, ausgesprochen negativ aus. Vitamin B_1 liegt in den verschiedenen Schichten des Getreidekorns in unterschiedlicher Konzentration vor. Besonders reich an Thiamin sind der Keimling und die Aleuronschicht, also die Kleiebestandteile, die beim Ausmahlen zu Weißmehl beseitigt werden. Gleiches gilt für die Herstellung von poliertem Reis, der gegenüber dem Vollreis nur noch einen Bruchteil des Thiamingehaltes aufweist.

In vielen Ländern wird versucht, durch Vitaminisierungsmaßnahmen die industriell verursachten Verluste wieder auszugleichen. Doch ist ein Defizitausgleich mit synthetisierten Vitaminen immer heikel, zumal er häufig über wenig gesunde Produkte – zu hoher Zuckeranteil, zu hoher Anteil an gehärteten Fetten und so weiter – geschieht. Neben Vollkorn und Vollkornprodukten haben auch Kartoffeln und Hülsenfrüchte einen hohen Thiaminanteil. Und dann sind da immer noch die Bierhefe oder auch bierhefehaltige Präparate wie Strath, die einem Mangel keine Chance geben.

Wie die meisten wasserlöslichen Vitamine kann Thiamin nicht in großen Mengen gespeichert werden. Der Mensch ist also auf eine regelmäßige Zufuhr über die Nahrung angewiesen. Thiamin nimmt eine Schlüsselstellung im Kohlenhydratstoffwechsel ein. Es ist zudem Bestandteil von wichtigen Enzymen wie der Carboxylase, das für die Synthese von Acetylcholin benötigt wird. Fehlt dieses Botenstoffhormon, kommt es zu schweren entzündlichen und degenerativen Nervenkrankheiten.

Funktion und Wirkungsweise

Vitamin B_1 ist ein wichtiges Zellstoffwechsel-Vitamin und sichert den vollständigen Zuckerabbau in der Zelle. Es ist unentbehrlich für gute körperliche und geistige Leistungsfähigkeit. Thiamin ist wichtig für die Tätigkeit des Herzmuskels und die Verdauung. Die Vitamine der B-Gruppe werden im Gegensatz zu allen anderen Vitaminen in jeder Zelle benötigt.

Täglicher Bedarf

Der tägliche Bedarf an Thiamin beträgt bei Erwachsenen 1,2 bis 1,4 mg, Kinder gestaffelt weniger. Sportlern, Schwerarbeitern und Schwangeren wird eine Erhöhung um 0,4 mg empfohlen, unter 10 Jahren gestaffelt weniger.

Vorkommen von Vitamin B_1 in mg pro 100 g Nahrungsmittel

Bierhefe	12	Sonnenblumenkerne	1,9
Haferflocken	0,7	Weizenkleie	0,8
Erbsen	0,4	Haselnuss, Walnuss	0,3
Kartoffeln	0,3	Thunfisch, Lachs	0,2
Kalb-, Rindfleisch	0,1	Orange, Ananas	0,1

Mangelzustände, Krankheiten und therapeutischer Einsatz

Eine ungenügende Versorgung mit Thiamin ruft Nervenentzündung (Beri-Beri), Störungen des Kohlenhydratstoffwechsels, Herzstörungen, Müdigkeit, Appetitlosigkeit, Verstopfung hervor. Ein Mangel an Folsäure kann auch die Aufnahme von Vitamin B_1 behindern. Bei länger andauernden Mängeln sind Menschen nervös, gereizt und können sich schwer konzentrieren. Es kommt zu häufigen Kopfschmerzen, Infektionsanfälligkeit, allgemeinen Schwächezuständen und Depressionen. Thiamingaben können sowohl bei Alzheimer als auch bei multipler Sklerose günstig wirken.

Überdosierungen und Gefahren

Thiamin gilt auch in höheren Dosierungen als sicher.

Wichtiger Hinweis

- Das Vitamin ist empfindlich gegenüber Hitze, Licht und Luft. Da es zu den wasserlöslichen Vitaminen gehört, sollten Gemüse und Kartoffeln nie lange im Wasser liegen.

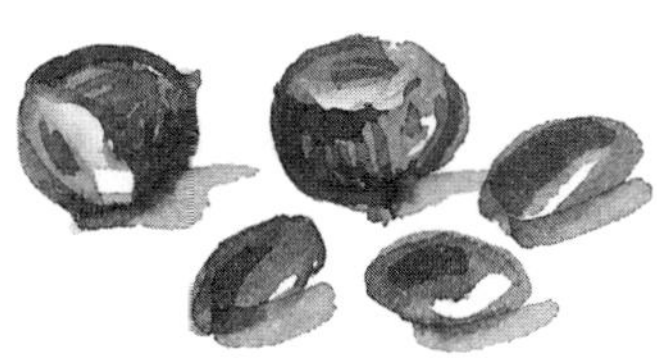

Vitamin B_2 und der gelbgrüne Schimmer der Molke

Vitamin B_2 bildet gelbgrüne Kristalle, die als E 101 als Farbstoff eine Lebensmittelzulassung haben. Das Vitamin wurde 1933 erstmals als gelber, leicht grünlich schimmernder Farbstoff aus Molke isoliert und hat wegen seines Vorkommens in Milch zunächst den Namen Lactoflavin erhalten, was übersetzt »gelber Farbstoff der Milch« heißt (*lac*, »Milch«, *flavus*, »gelb«). Später erhielt das Vitamin wegen des Ribosegehalts – Ribose ist als Kohlenhydrat ein Bestandteil der DNA – den Namen Riboflavin. Die Flavine sind wichtige Co-Enzyme, die im Stoffwechsel der Zellen, in der Zellatmung und damit im Energiehaushalt eine entscheidende Rolle spielen.

Ohne Riboflavin können die Zellen keine Energie aus Nährstoffen gewinnen. Aus der Nahrung gelangt Riboflavin über die Dünndarmresorption direkt ins Blut. Verwertbar für den Körper ist das Vitamin jedoch erst über Umwandlungen in Co-Enzyme in der Leber – ein Prozess, an dem auch die Schilddrüse beteiligt ist. Die Schilddrüse beziehungsweise Schilddrüsenhormone wie Thyroxin regulieren die Umwandlung von Nährstoffen in Energie. Da Riboflavin in all diesen komplexen Prozessen der Energiegewinnung beteiligt ist, heißt das auch, dass bei hohem Energieverbrauch durch Sport, harte Arbeit und so weiter auch ein höherer Riboflavinbedarf besteht.

Riboflavin ist in der Tier- und Pflanzenwelt weit verbreitet. Höchste Gehalte weisen, wieder einmal, Bierhefen und Hefepräparate auf. Doch auch in Nahrungsmitteln wie Milch- und Milchprodukten, Fleisch, Fisch, Gemüse und Obst findet sich ausreichend Riboflavin. Beim Getreide wird der Gehalt entscheidend von Ausmahlungsgrad beeinflusst. Da sich das Vitamin vor allem im Keimling und in der Kleie befindet, enthält Weißmehl nur noch einen Bruchteil, verglichen etwa mit dem Weizenkorn.

Riboflavinmangel ist wegen der weiten Verbreitung in Nahrungsmitteln selten. Allerdings stellen die Ernährungsberichte Mängel bei Senioren und jungen Frauen fest, wenn diese zu einer unausgewogenen Nahrungsauswahl neigen. Das gilt auch für Alkoholiker mit einer vitaminarmen Nahrungszusammenstellung, wobei Ethanol, also reiner Trinkalkohol, die Verwertung aller B-Vitamine beträchtlich reduziert. Charakteristisch für einen Riboflavinmangel sind Erscheinungen an der Mundschleimhaut wie Zungenentzündungen und rissige Lippen. Auch das Brüchigwerden der Fingernägel gilt als ein typischer Riboflavinmangel. Das Vitamin spielt zusammen mit Vitamin A aber auch eine entscheidende Rolle in der Retina, in der Netzhaut des Auges, und damit beim Sehvorgang.

Vitamin B_2 nimmt zusammen mit Vitamin A und Biotin (siehe Seite 64, Biotin, Vitamin H, der Hautschmeichler) auch Einfluss auf die Hautgesundheit. Riboflavin ist zudem für die Aktivierung anderer B-Vitamine wie B_6 und für die Umwandlung der Aminosäure Tryptophan in Niacin von Bedeutung, auch dies wieder ein typisches Beispiel für die Vernetzung der B-Vitamine.

Vitamin B_2 als Gen-Produkt

Riboflavin (Vitamin B_2) darf seit September 2001 in der gentechnisch hergestellten Form Arznei-, Lebens- und Futtermitteln zugesetzt werden. Bewilligungen für die beiden erstgenannten Bereiche haben auch Cobalamin (Vitamin B_{12}) und Pyridoxin (Vitamin B_6).

In der chemisch synthetisierten Form wird Riboflavin unter der Nummer E 101 seit langem als gelber Lebensmittelfarbstoff verwendet. Die gentechnische Herstellung geschieht mit Hilfe des Bacillus subtilis, eines weitverbreiteten Einzellers der Gattung Bazillen. Heute werden allein im Werk Grenzach der Roche AG jährlich 3000 Tonnen Vitamin B_2 hergestellt. Davon gehen etwa zwei Drittel in die Futtermittelindustrie als Wachstumsförderer, der Rest entfällt auf Lebensmittel und Pharmaka.

Funktion und Wirkungsweise

Als Hautvitamin ist B_2 Bestandteil von mehr als 60 Enzymen. Es ist wichtig für Energiegewinnung, Zellatmung, Eisenverwertung, als Wachstumsfaktor und für die Bildung von Hämoglobin, dem roten Blutfarbstoff. Riboflavin nimmt Einfluss auf die Atmung und den Sehvorgang.

Täglicher Bedarf

Er wird auf 1,2 bis 1,6 mg festgelegt, unter 10 Jahren gestaffelt weniger.

Vorkommen von Vitamin B_2 in mg pro 100 g Nahrungsmittel

Bierhefe	4	Kalbsleber	2,2
Weizenkeime	0,7	Champignons	0,6
Camembert	0,6	Weizenkleie	0,5
Sardine, Makrele	0,4	Gemüsepaprika	0,3
Brokkoli, Erbsen	0,2	Haferflocken	0,2
Vollmilch	0,2	Frischkäse	0,2

Mangelzustände, Krankheiten und therapeutischer Einsatz

Ein Riboflavinmangel macht sich in erster Linie durch Entzündungen der Schleimhäute in Mund und Rachen bemerkbar. Lichtempfindlichkeit, Blutarmut, Wachstums- und Sehstörungen, rissige, schuppige Haut gehören wie Haarausfall und Konzentrationsschwäche zu den typischen Mangelsymptomen.

Hohe Dosen von 400 mg pro Tag wurden erfolgreich als Migränetherapie eingesetzt.

Überdosierungen und Gefahren

Keine bekannt. Hohe Dosen von Riboflavin führen zu einer harmlosen Gelbfärbung des Urins.

Wichtige Hinweise

- Das Vitamin B_2 ist verhältnismäßig hitzebeständig. Allerdings gehen beachtliche Mengen des wasserlöslichen Vitamins ins Kochwasser über, so dass dieses mitverwendet werden sollte.
- Riboflavin ist sehr lichtempfindlich.
- Bei starken Rauchern, Alkoholikern und bei regelmäßiger Verwendung der Antibabypille steigt der Bedarf.

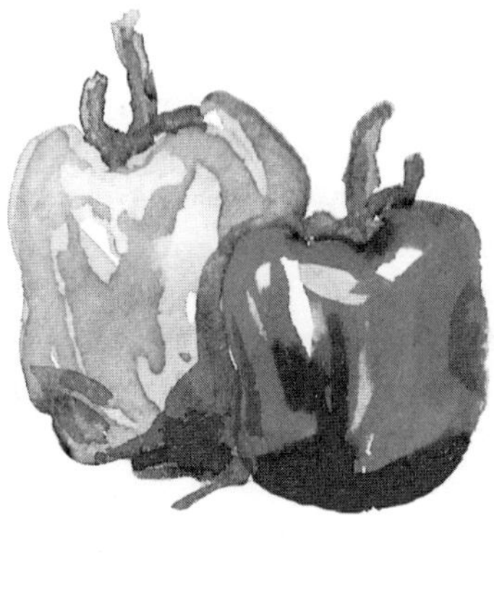

Vitamin B_3 und die drei D

Niacin, so der Name für B_3, ist ein Sammelbegriff für chemische Strukturen mit Anti-Pellagra-Wirkung. Das Vitamin, das ursprünglich PP-Faktor (Pellagra Preventing Factor) genannt wurde, kommt in Lebensmitteln in zwei Formen vor: Nicotinsäure und deren Amid Nicotinamid. Hinzu kommen noch einige biologisch aktive Co-Enzyme wie Nicotinamid-Adenindinucleotid. Der Körper ist in der Lage, diese Vorstufen in die aktive Form des Niacins umzuwandeln.

Niacin nimmt in der Hierarchie der Vitamine eine Sonderstellung ein, kann doch der Bedarf auch durch die Aminosäure Tryptophan sowohl über die Nahrung als auch medikamentös gedeckt werden. Die Leber ist in der Lage, den Eiweißbaustein in das Vitamin umzuwandeln. Dabei entsprechen 60 mg Tryptophan 1 mg Niacin.

Niacin ist das einzige Vitamin, dessen Synthese bereits im 19. Jahrhundert erfolgte. Bis zur Isolierung und Strukturaufklärung vergingen allerdings noch mehr als 40 Jahre. Am Anfang stand wieder einmal eine Vitaminmangelerkrankung, die Pellagra, die auf einseitige Maisernährung zurückzuführen ist. Durch eine Gabe von Niacin oder der Aminosäure Tryptophan konnte der vielfach tödlich verlaufenden Krankheit Pellagra (*pelle agra*, »kranke Haut«) vorgebeugt oder sogar heilsam begegnet werden. Mediziner wussten zwar schon lange, dass es sich bei der Pellagra um eine Mangelerkrankung handeln musste; sie gaben Betroffenen Bierhefe – ein probates Mittel bei B-Vitamin-Defiziten – und die Symptome verschwanden. Doch welche Substanz vorbeugende oder gar heilende Wirkung entfaltete, wurde erst 1936 bekannt.

Gen-Tryptophan: Gesundheitsgefahren unterschätzt

Die gentechnische Herstellung der Aminosäure L-Tryptophan, der Vorstufe des Niacins, geriet für viele Menschen zur Tragödie. L-Tryptophan wird in Schlafmitteln und Body-Builder-Nahrung eingesetzt. Die Einnahme des ersten gentechnisch hergestellten Präparates einer japanischen Firma hatte in den USA 31 Tote und 1500 teils schwer Erkrankte zur Folge. Bei späteren Tests zeigte sich, dass es zu geringfügigen Verunreinigungen gekommen war, die in den üblichen Standardprüfungen nicht feststellbar waren. Es wird vermutet, dass die Verunreinigungen Folge des Stoffwechselprozesses der gentechnisch manipulierten Bakterienkulturen waren, die das L-Tryptophan produzierten. Da die gentechnische Herstellung von B-Vitaminen weit verbreitet ist, muss immer mit einem Restrisiko gerechnet werden.

Bemerkenswert ist, dass die Mangelerkrankung nicht in allen Gebieten mit Mais als Grundnahrungsmittel ausbrach. Gerade viele indigene Völker Mittel- und Südamerikas fanden einen Weg, den Mais so aufzuschließen oder zu kombinieren, dass der Niacinbedarf gedeckt war.

Bei der Pellagra stehen drei Hauptsymptome im Vordergrund, die mit einem D beginnen: Dermatitis (Hautentzündung), Diarrhö (Durchfall) und Demenz (geistiger Abbau, Verwirrtheit). Die Hautentzündungen sind vor allem Folge einer erhöhten Lichtempfindlichkeit, es kommt zu Abschuppungen und Farbveränderungen. Durchfall entwickelt sich infolge der Entzündungen der Schleimhäute im Darm. Der geistige Abbau beginnt mit Apathie und Schlafstörungen und endet mit allgemeiner Verwirrtheit, Halluzinationen und häufig auch mit dem Tod.

Aufgrund der Gegebenheiten im Stoffwechsel lässt sich der Tagesbedarf an Niacin nur schwer schätzen, da die Eigenproduktion aus Tryptophan von der Zufuhr der Aminosäure über die Nahrung abhängt. Eine Umwandlung von Tryptophan in Niacin setzt zudem voraus, dass eine ausreichende Versorgung mit den Vitaminen Folsäure, B_2 und B_6 gegeben ist.

Mais – Gabe der Götter

Der Mais gilt bei vielen Indianervölkern als Gabe der Götter. Noch heute werden Maiskolben in Ritualen und als Opfergabe verwendet. Schon in präkolumbischer Zeit wurde Mais in weiten Teilen Amerikas angebaut. Den indianischen Kulturen waren auch ohne die ernährungswissenschaftlichen Hintergründe die möglichen Mangelerscheinungen einer einseitigen Maisernährung bekannt: Im Mais fehlt die Aminosäure Lysin, das Vitamin Niacin, und auch Calcium ist knapp bemessen, was zur Mangelerkrankung Pellagra führen kann. Dies wurde in der traditionellen Ernährung der Indianer durch eine Kombination mit Bohnen vermieden. Durch das Kochen mit Kalk oder ein Zerreiben der Maiskörner auf Kalkstein wurde der Calciumgehalt aufgefrischt. Einige Stämme verwendeten die Pollen, den Blütenstaub der Maiskolben, für die Ernährung, andere veraschten eine Meldenart, in der sie die Maiskörner einweichten, was ebenfalls das Niacin besser aufschloss. Von Mangelerkrankungen keine Spur.

Funktion und Wirkungsweise

Niacin reguliert zusammen mit Chrom in Gemeinschaft mit Insulin den Blutzuckerspiegel. Es ist nötig für die Funktion von über 200 Enzymen und spielt eine bedeutende Rolle bei der Aufrechterhaltung der Gesundheit von Haut, Schleimhäuten, Muskelgewebe, Nerven und Verdauung.

Täglicher Bedarf

Der tägliche Niacinbedarf beträgt für Kinder gestaffelt nach Alter 2 bis 12 mg, für Jugendliche und Erwachsene 15 bis 17 mg.

Vorkommen von Niacin in mg pro 100 g Nahrungsmittel

Schweineleber	14	Erdnüsse	14
Lachs	7	Huhn	7
Bierhefe	6	Sesam, Mandeln	5
Erbsen	2	Avocado	2
Roggen, Reis	1,5	Haferflocken	1
Pfirsich	0,9	Banane	0,6
Emmentaler	0,2	Vollmilch	0,1

Mangelzustände, Krankheiten und therapeutischer Einsatz

Ein Mangel an Niacin kann Müdigkeit, Gewichtsverlust, Haut- und Schleimhautentzündungen und Demenz verursachen. Alkoholismus, Antibiotika, Krankheit, Fieber, schwere Verletzungen erhöhen den Niacinbedarf. Das therapeutische Spektrum von Niacin ist groß: Es kann die Blutfettwerte verbessern und damit das Risiko eines Herzinfarkts verringern. Niacin wird bei der Behandlung von Kopfschmerz und Migräne eingesetzt, ebenso bei der Behandlung von entzündlichen Prozessen wie Arthritis.

Überdosierungen und Gefahren

Hohe Dosen von Niacin können Symptome wie Kribbeln und Rötung der Haut, Schwindel bis hin zu Funktionsstörungen der Leber auslösen.

Wichtiger Hinweis

- Niacin ist relativ hitzebeständig, aber lichtempfindlich.

Vitamin B_6 und das prämenstruelle Syndrom

Vitamin B_6 wurde in kristalliner Form erstmals 1938 aus Reisschalen isoliert, ähnlich wie einige Jahre zuvor das Vitamin B_1. Vitamin B_6 ist in der Natur weit verbreitet und kommt in Fleisch, Fisch, Gemüse, Obst und Getreiden vor. Zudem kann Pyridoxin, so der Fachbegriff, von Mikroorganismen synthetisiert werden, was man sich für die gentechnische Herstellung zunutze macht. Vitamin B_6 kann im Körper nur in geringem Umfang gespeichert werden und muss ständig mit der Nahrung aufgenommen werden.

Wie bei den meisten Vitaminen der B-Gruppe ist der Bedarf an Pyridoxin keine konstante Größe und weist große Schwankungen auf. Abgesehen von Faktoren wie Ernährungsform, Alkoholgenuss und Gesundheitszustand hängt der Bedarf an B_6 in großem Maße vom Eiweißverzehr ab. Das ergibt sich aus der Tatsache, dass Pyridoxin entscheidend am Stoffwechsel der Aminosäuren beteiligt ist.

Es gibt einen weiteren Grund, warum der Pyridoxin-Bedarf schwer festzulegen ist. Vitamin B_6 ist keine einheitliche Substanz. Es sind vielmehr drei chemische Verbindungen, die unter diesem Namen zusammengefasst werden: Pyridoxol, das nach seiner chemischen Struktur zu den Alkoholen gehört, Pyridoxal, ein sogenanntes Aldehyd, und Pyridoxamin, ein Amin, eine Stickstoffverbindung. Der Körper ist in der Lage, aus diesen drei Stoffen vitaminwirksame Substanzen herzustellen.

Während Thiamin (B_1) eine entscheidende Rolle im Kohlenhydratstoffwechsel spielt, ist Vitamin B_6 ein zentrales Vitamin des Eiweißstoffwechsels. Pyridoxin ist essenziell für viele enzymatische Reaktionen im Aminosäurestoffwechsel. Alle Körperzellen benötigen Eiweiß, das sich aus einzelnen Bausteinen, den Aminosäuren zusammensetzt. Die Aminosäuren sind auch Grundbausteine der Enzyme und einzelner Hormone. So stellt beispielsweise der Organismus aus der Aminosäure Tryptophan (siehe Seite 52, Gen-Tryptophan) das Botenstoffhormon Serotonin her, das als Glückshormon einen wichtigen Beitrag für das Wohlbefinden leistet. Pyridoxin hat zusammen mit den Vitaminen Folsäure und B_{12} auch Einfluss auf die Arterieninnenwände und damit auf die schwefelhaltige Aminosäure Homocystein (siehe Seite 67, Risikofaktor Homocystein).

Vitamin B_6 greift aber noch in weitere lebenswichtige Prozesse ein. Ohne Pyridoxin kann aus der Aminosäure Tryptophan kein Niacin hergestellt werden, auch wieder ein B-Vitamin, das für Haut und Nerven wichtige Funktionen ausübt. An diesen Schnittstellen der Vitamine untereinander und der Bedeutung für Enzyme, Hormone und Aminosäuren zeigen sich wieder einmal eindrücklich die fein vernetzten Kreisläufe in unserem Körper.

Funktion und Wirkungsweise

Pyridoxin ist als weißes kristallines Pulver Bestandteil von über 50 enzymatischen Auf- und Abbauprozessen, es beeinflusst Funktionen des Nerven- und Immunsystems sowie die Bildung des roten Blutfarbstoffs Hämoglobin. B_6 gilt als wichtiges Vitamin im Stoffwechsel und bei der Blutbildung, beim Auf- und Abbau von Aminosäuren und bei der Verwertung der ungesättigten Fettsäuren.

Täglicher Bedarf

Der Bedarf wird mit 1,2 bis 1,9 mg angegeben, unter 10 Jahren gestaffelt weniger. Er hängt unter anderem vom Eiweißverzehr ab.

Vorkommen von Vitamin B_6 in mg pro 100 g Nahrungsmittel

Weizenkeime	4,1	Weizenkleie	2,2
Lachs	1,0	Walnüsse	1,0
Rinderleber	0,8	Linsen	0,7
Kartoffeln, Bananen	0,6	Zucchini, Avocados	0,5
Weizenmehl (Vollkorn)	0,5	Haferflocken	0,3
Emmentaler	0,1	Vollmilch	0,05

Mangelzustände, Krankheiten und therapeutischer Einsatz

Ein Vitamin B_6-Mangel führt zu Schwäche, Reizbarkeit, Hautentzündungen im Gesicht, Anämie (Blutarmut), Appetitlosigkeit, Depressionen, Muskelschwund. Ein chronischer Mangel kann Nervenschädigungen hervorrufen. Pyridoxin kennt einen breiten therapeutischen Einsatz: Das Vitamin kann die Symptome des prämenstruellen Syndroms wie Stimmungsschwankungen, Ödeme und Akne, aber auch Depressionen, Schlaflosigkeit, Nervosität und Angstzustände mildern helfen. Bekannt ist auch ein therapeutischer Einsatz bei Hyperaktivität, bei Nierensteinen durch Verminderung der Oxalat-Abgabe und auch bei der Parkinsonschen Krankheit durch den Eingriff in den Serotonin-Stoffwechsel.

Überdosierungen und Gefahren

Vitamin B_6 ist nur gering toxisch. Bei extremen Überdosierungen kann es zu Gangstörungen, Reflexausfällen und Störungen des Tast- und Temperatursinns kommen. Überdosierungen können nur durch Vitaminpräparate hervorgerufen werden. Amerikanische Quellen warnen vor einer längerzeitigen Aufnahme von mehr als 100 mg Pyridoxin, da es zu Fällen von Nervenschädigungen gekommen ist. Man sollte auf erste Anzeichen wie Kribbeln in Armen und Beinen achten.

Wichtige Hinweise

- Das Vitamin ist gegen starke Hitze und Licht empfindlich. Es geht beim Kochen im Wasser verloren, was allerdings auf alle wasserlöslichen B-Vitamine zutrifft.
- Der Vitamin-B_6-Bedarf steigt bei starkem Eiweißkonsum.

Vitamin B_{12} und die Mikroorganismen

Cobalamin, so der Fachbegriff für B_{12}, ist ein Vitamin, das zwar schon 1926 entdeckt wurde, dessen Synthese aber erst 1972 weit nach allen anderen Vitaminen gelang. Heute wird es als Medikament ausschließlich gentechnisch hergestellt. Auch bei dem jüngsten aller synthetisierten Vitamine – einer äußerst komplizierten chemischen Verbindung – waren die Mangelsymptome längst vor der Synthetisierung bekannt. Vitamin B_{12}, ein rotes kristallines Pulver, ist lebenswichtig für die Bildung und Reifung der roten Blutkörperchen und den roten Blutfarbstoff, den Stoffwechsel der Nervenzellen, den Aufbau des Stresshormons Serotonin sowie den Zellkern beziehungsweise die Erbsubstanz. Auch die Fruchtbarkeit des Spermas ist von einer ausreichenden Resorption abhängig.

B_{12} trägt als einziges Vitamin ein Metallatom, das Kobalt enthält, und wird daher auch Cobalamin genannt. Beim Fehlen dieses Vitamins kommt es zu einer Beeinträchtigung des Eiweißaufbaus in den Zellen. Am deutlichsten tritt dies bei der Blutbildung im Knochenmark in Erscheinung. Durch eine Reifungsstörung werden rote Blutzellen (Erythrozyten) ins Blut abgegeben, die eine kürzere Lebensdauer haben. Auch der Gehalt des Blutes an Farbstoff (Hämoglobin) sinkt ab. Bekannt sind auch psychische Störungen wie Stimmungsschwankungen, Reizbarkeit, Konzentrationsstörungen bis hin zu Psychosen und schweren Depressionen, die auch hier wieder auf die enge Verbindung mit Botenstoffhormonen wie Serotonin zurückgehen.

Die beschriebenen Krankheitsbilder werden häufig nicht durch einen Mangel an Vitamin B_{12} in der Nahrung ausgelöst, sondern durch eine Störung der Aufnahme (Resorption) von Vitamin B_{12} im Darm. Zu seiner Umsetzung im Organismus und zu seiner Verwertung wird sowohl eine gesunde Darmflora gebraucht, als auch – als eine Art Begleitschutz – eine Eiweiß-Zucker-Verbindung, der sogenannte Intrinsic factor, der in der Magenschleimhaut produziert wird. Außerdem nimmt das Vitamin seine Arbeit erst dann auf, wenn ihm Zink, Folsäure und Pantothensäure zur Seite stehen. Andererseits ist es an der Eisenversorgung beteiligt und daran, dass Carotine in Vitamin A umgewandelt werden. Akute Vitamin-B_{12}-Unterversorgungen treten häufig nach schweren Darmerkrankungen und -operationen, Dauerdurchfall, Zöliakie, schweren Salmonellenerkrankungen, Hepatitis, Blutarmut oder Langzeiteinnahme von Antibiotika und oralen Kontrazeptiva (Pille) auf. Auch Rauchen und starker Alkoholkonsum können die Resorption einschränken.

Vitamin B_{12} und vegetarische Lebensweise

Mit Bedacht und Umsicht wird auch heute noch an dem Mythos geschmiedet, dass eine Ernährung ohne Fleisch und Milch grundsätzlich eine Mangel- und Fehlernährung wegen des fehlenden Cobalamins ist. Vitamin B_{12} – in den USA Animal Protein Factor genannt – ist in pflanzlicher Nahrung tatsächlich nur in Spuren vorhanden. Dagegen sind bestimmte Mikroorganismen in der Lage, Vitamin B_{12} zu synthetisieren. Bei einigen Tierarten liefert die Darmflora einen mehr oder weniger großen Beitrag zur Bedarfsdeckung, bei Wiederkäuern reicht die Eigensynthese sogar völlig aus. Wie weit der Mensch über die Eigensynthese zumindest einen Teil des Bedarfs deckt und wie weit im Dickdarm synthetisiertes Cobalamin genutzt werden kann, wird kontrovers diskutiert. Uneinigkeit besteht auch darüber, wie viel bestimmte Pflanzen und vor allem fermentierte Produkte zur B_{12}-Versorgung beitragen. Einzelne Pflanzen können Cobalamin synthetisieren, wenn sie in Symbiose mit Bakterien leben. Getreidekeimlinge, Sauerkraut, die fermentierten Sojaprodukte Miso, Tempeh und Tamari, vor allem aber Gerstengras, Bierhefe, das Aufbaupräparat Strath und Spirulina sind hervorragende Träger vieler B-Vitamine und wichtiger Mineralstoffe und Spurenelemente.

Offensichtlich reichen diese Spuren an B_{12}, da durch Speicherung in der Leber ein Vorrat gebildet wird. Vergleichende Untersuchungen haben ergeben, dass Menschen, die sich fleischlos oder gar vegan ernähren, im Durchschnitt einen besseren Gesundheitsstatus aufweisen, was auch auf die Hämoglobinwerte zutraf, die unter anderem einen Rückschluss auf die Vitamin-B_{12}-Versorgung zulassen. Wie lässt sich sonst erklären, dass Veganer ohne medikamentöse B_{12}-Quellen gesund leben, und wie können ganze Völker ohne jede tierische Nahrungsquelle auskommen, ohne krank zu werden? Immerhin bleibt anzufügen, dass die Fachliteratur – auch die Quellen, die uneingeschränkt empfehlenswert sind, wie »Burgersteins Handbuch Nährstoffe« – davon ausgeht, dass die vegetarischen Quellen für Vitamin B_{12} nicht ausreichend für eine sichere Versorgung sind.

Nun scheinen beim Cobalamin eine Reihe weiterer Faktoren eine Rolle zu spielen. Eine aufschlussreiche englische Studie zeigte beispielsweise, dass ausgewanderte Tamilen, die sich in ihrer Heimat vegan ernährten und stets gesund waren, in London beim Verzehr der üblichen konventionell angebauten Sterilgemüse von Großmärkten krank wurden. Auch hier zeigt sich wieder, dass die Qualität der Nahrung – vor allem von Früchten und Gemüse – einen wichtigen Gesundheitsfaktor bildet.

Funktion und Wirkungsweise

Vitamin B_{12} wird benötigt bei der Bildung der roten Blutkörperchen und der Aufrechterhaltung des Stoffwechsels der Nervenzellen. Die Fruchtbarkeit des Spermas ist von Cobalamin abhängig. Cobalamin ist zusammen mit Folsäure für die Synthese der DNS notwendig. Somit hängt die Zellteilung entscheidend von der Anwesenheit von Vitamin B_{12} ab.

Täglicher Bedarf

Der tägliche Bedarf an B_{12} beträgt bei Kindern gestaffelt nach Alter 0,4 bis 1 µg, bei Erwachsenen 3 µg. Schwangeren und Stillenden wird eine Erhöhung auf 3,5 bis 4 µg empfohlen.

Vorkommen von Vitamin B_{12}

Angaben zu B_{12}-Gehalten gibt es nur zu tierischen Nahrungsmitteln. Es ist jedoch davon auszugehen, dass fermentierte Produkte und die Eigensynthese zur Versorgung beitragen.

Vorkommen von Vitamin B_{12} in µg pro 100 g Nahrungsmittel

Kalbsleber	60	Kaninchen	10
Hering	7	Forelle	5
Schweinefleisch	3	Hühnerei	2
Frischkäse	0,9	Vollmilch	0,4

Mangelzustände, Krankheiten und therapeutischer Einsatz

Mangelsymptome reichen von neurologischen und psychischen Störungen wie Gedächtnisschwäche, Migräne, Sehstörungen, Schwindel, Apathie, fehlerhafter Koordination beim Sprechen und Gehen bis zu Gehirnstörungen und Störungen im Bereich der Sexualität. Weitere typische Mangelerscheinungen sind Blutarmut und im Extremfall eine perniziöse Anämie (lat. *perniciosus*, »bösartig«), bei der die Bildung von roten Blutkörperchen im Knochenmark erheblich eingeschränkt ist. Auch Veränderungen der Zungenschleimhaut, dauerndes Zungenbrennen, übler Körpergeruch und starke Unregelmäßigkeiten in der Menstruation können auf eine mangelnde Vitamin-B_{12}-Versorgung hindeuten.

Cobalamin kann im therapeutischen Einsatz Asthma, Haut- und Lebensmittelallergien günstig beeinflussen. B_{12}-Mangel führt zu Reifungsstörungen der Erythrozyten, der roten Blutzellen. Die Folgen sind Schlafstörungen, Abgespanntheit, Reizbarkeit, Konzentrationsstörungen bis hin zu Psychosen und schweren Depressionen. Bei diesen und ähnlichen Symptomen deshalb unbedingt den B_{12}-Status untersuchen lassen und handeln!

Überdosierungen und Gefahren

Intravenöse Injektionen können zu allergischen Reaktionen führen. Es wird jedoch vermutet, dass diese in der Regel auf die Hilfsstoffe in den Injektionslösungen zurückzuführen sind.

Wichtiger Hinweis

- Vitamin B_{12} ist hitzeempfindlich. Beim Kochen von Milch etwa gehen etwa 30 Prozent des Vitamins verloren.

Gentechnik-Deklaration für Vitamine

Rechtlich schließt der Begriff Lebensmittel auch Vitamine und Aromen ein. Für diese gelten bei der Gentechnik-Kennzeichnung die gleichen Regeln wie für Lebensmittel. Eine spezielle Regelung gilt für Enzyme. Sie werden mit Ausnahme von Nisin und Lysozym als technische Hilfsstoffe angesehen und unterliegen damit nicht der allgemeinen Deklarationspflicht.

Für Vitamine besteht wie bei Lebensmitteln dann eine Kennzeichnungspflicht, wenn sie in direkter Linie aus gentechnisch veränderten Pflanzen und den daraus gewonnenen Produkten erzeugt werden. Neben Lecithin, modifizierten Stärken, Maltit und Sorbit aus GV-Mais betrifft das vor allem Vitamin E (Tocopherol) aus GV-Soja.

Nicht kennzeichnungspflichtig sind Vitamine, die mit Hilfe von gentechnisch veränderten Mikroorganismen hergestellt werden. Für die Befreiung von der Kennzeichnungspflicht ist maßgebend, dass das Vitamin nicht aus GV-Mikroorganismen hergestellt wird, sondern mit ihnen – eine Interpretation, die umstritten ist.

Nicht kennzeichnungspflichtige mit GV-Organismen hergestellte Vitamine können sein: Vitamin C, Vitamin B_6, B_{12} sowie Riboflavin (Vitamin B_2). Diese haben alle – außer Vitamin B_{12} – zusammen mit Vitamin E und Beta-Carotin eine Lebensmittelzulassung als Farbstoffe oder Antioxidantien. Cobalamin (Vitamin B_{12}) ist als Arzneimittel nur noch als gentechnische Variante erhältlich.

Pantothensäure: Überall vorhanden

Ohne Pantothensäure könnten unsere Zellen weder Kohlenhydrate noch Fette oder Eiweiß verwerten. Das wasserlösliche B-Vitamin ist Bestandteil des Co-Enzyms A, das nötig ist, um Energie aus den Nährstoffen zu gewinnen. Pantothensäure ist für die Aminosäurensynthese und vor allem für die Bildung von Acetylcholin unentbehrlich. Sie sorgt für die Synthese von Cholesterin und Cortisol und steht bei der Bildung von Steroidhormonen in enger Beziehung zur Nebennierenrinde. Pantothensäure wird auch für die Bildung der Vitamine A und C benötigt.

Die Pantothensäure ist also ein Hansdampf in allen Gassen. Praktisch nichts geht ohne sie. Deshalb ist es wohl eine Vorsehung der Natur, dass sie in vielen Lebensmitteln vorkommt. Das drückt sich auch im Namen aus, denn die griechische Vorsilbe *panto* bedeutet »alles«, »überall vorhanden«. Trotz der Bedeutung für viele Lebensäußerungen wird das B-Vitamin nicht wie die engen Verwandten Folsäure oder Thiamin wahrgenommen. Es wird einfach davon ausgegangen, dass es da ist und seine wichtige Arbeit verrichtet, die wie bei allen B-Vitaminen über die enzymatische Tätigkeit erfolgt.

Die Pantothensäure ist auch an der Synthese des Blutfarbstoffs Hämoglobin beteiligt, der wichtig ist für den Sauerstofftransport zu den Zellen. Sie sorgt in Zusammenarbeit mit anderen B-Vitaminen dafür, dass die Schleimhäute gesund bleiben und Medikamente abgebaut werden. Pantothensäure ist also auch an der Entgiftung des Körpers beteiligt. Wie bei allen anderen Vitaminen, die an Stoffwechselprozessen mitarbeiten, erhöht sich der Bedarf für Spitzensportler und anderweitig körperlich aktive Menschen.

Cortison, Cortisol und die Corticoide

Cortison ist als hochwirksames, aber auch heikles Medikament bekannt. Von entzündlichen Hautkrankheiten über Asthma, Rheuma, alle Formen von Allergien reichen die Anwendungsgebiete der Arznei, die die körpereigene Droge Cortisol als Vorbild hat. Die Menge an Corticoidhormonen, die der Körper herstellt, übertrifft den Corticoidgehalt der handelsüblichen Tabletten: Etwa 30 mg Cortisol produziert die Nebennierenrinde täglich, bei Stress sogar ein Vielfaches. Cortisol hat Einfluss auf Blutzucker und Blutfett und regt Magensaft und Galle an. Es ist aber auch psychisch stimulierend und bringt heitere Gelassenheit.

Funktion und Wirkungsweise

Pantothensäure ist ein Vitamin, das in Zusammenarbeit mit weiteren Vitalstoffen für viele Stoffwechselvorgänge zuständig ist, wie teilweise oben beschrieben.

Täglicher Bedarf

Die empfohlene tägliche Zufuhr von Pantothensäure beträgt 6 mg, für Kinder gestaffelt 2 bis 5 mg. Der therapeutische Dosierungsbereich nach Pauling in Form von Calciumpantethonat liegt bei 100 bis 200 mg.

Vorkommen von Pantothensäure

Pantothensäure liegt in der Natur nur in geringen Mengen in freier Form vor. Sie ist aber in den meisten lebenden Zellen als Bestandteil des Co-Enzyms A vorhanden.

Vorkommen von Pantothensäure in mg pro 100 g Lebensmittel

Rinder-, Kalbsleber	8	Hering	7,5
Erdnüsse	2,6	gelbe Erbsen	2,1
Sojabohnen	1,9	Weizen, Vollkorn	1,2
Haferflocken	1,1	Camembert	1,1
Tomaten, Avocados	1,0	Milch	0,3

Mangelzustände, Krankheiten und therapeutischer Einsatz

Mangelsymptome sind bei der Pantothensäure praktisch nicht bekannt, da sie in sehr vielen Nahrungsmitteln vorkommt. Zu Defiziten kommt es nur bei Lebererkrankungen und übermäßigem Alkoholgenuss. Ein Pantothensäuremangel wurde auch bei Menschen mit Arthritis und chronischen Entzündungen festgestellt. Die Pantothensäure wird therapeutisch zusammen mit anderen B-Vitaminen und Vitamin C bei Kindern mit Lernstörungen und Hyperaktivität eingesetzt.

Überdosierungen und Gefahren

Keine bekannt.

Wichtiger Hinweis

■ In therapeutischer Form wird Pantothensäure als Calciumpantothenat eingesetzt.

Biotin, Vitamin H, der Hautschmeichler

Die Bedeutung von Biotin für den menschlichen Organismus ist bereits seit 1901 bekannt. Doch erst 1936 wurde das Vitamin aus Eigelb isoliert und zunächst als Hautvitamin bezeichnet, da die Auswirkungen auf Haut und Haare zunächst im Vordergrund standen. Die große Bedeutung für viele Stoffwechselprozesse und enzymatische Abläufe wurde erst später erkannt.

Das Ei bildet wirklich eine direkte Verbindung zu einem wichtigen Vitamin der B-Gruppe, dem Biotin, früher auch Vitamin H (H für Haut), Vitamin B_7 oder Bepanthen genannt. Da es – wie alle B-Vitamine – viele enzymatische Prozesse steuert, wirken sich Mängel zwar auf Haut und Haare aus, führen darüber hinaus aber auch zu schweren Entzündungen der Nasen-, Rachen-, Luftröhren-, Bronchial-, Magen- und Darmschleimhaut wie auch der Gallenwege. Nur wenige Jahre nach seiner Entdeckung wurde reines Biotin unter dem Namen Bepanthen meist zusammen mit Niacin, einem anderen B-Vitamin, als wirksames Medikament zur Behandlung der epidemischen Gelbsucht eingesetzt.

Biotin erfüllt als wasserlösliches Vitamin der B-Gruppe wichtige Stoffwechselfunktionen. Es ist ein essenzieller Faktor für den Aufbau verschiedener Enzyme, die im Stoffwechsel sogenannte Carboxylierungsreaktionen vornehmen. Solche Reaktionen spielen beim Abbau von Aminosäuren, den kleinsten Eiweißbestandteilen, eine wichtige Rolle. Weiter regulieren sie indirekt die Glukosekonzentrationen im Körper, sind aber auch entscheidend am Aufbau langkettiger Fettsäuren wie Linol- und Linolensäure beteiligt. Als Enzymbestandteil sorgt Biotin gemeinsam mit Vitamin K dafür, dass unser Körper den Gerinnungsfaktor Prothrombin herstellt, ohne den wir verbluten würden. Das heißt, Biotin und jedes einzelne der etwa 60 Enzyme, an dessen Aufbau das Vitamin beteiligt ist, sind unentbehrlich. Da Biotin in vielen Nahrungsmitteln verbreitet ist, wird ein Mangel selten festgestellt. Ein Teil des Vitamins wird von körpereigenen Mikroorganismen im Darm produziert. Bei den recht komplexen Zusammenhängen gilt es jedoch noch nicht als gesichert, dass die Eigensynthese zur Biotinversorgung beiträgt.

Funktion und Wirkungsweise

Biotin hilft Nahrung in Energie umzuwandeln. Es wird auch benötigt für den Cholesterin- und Fettstoffwechsel. Zusammen mit Riboflavin (Vitamin B_2) hilft Biotin, Haut, Haare und Nägel gesund zu erhalten.

Täglicher Bedarf
Die empfohlene tägliche Biotinzufuhr beträgt 30 bis 60 µg, für Kinder gestaffelt nach Alter weniger. Die therapeutische Dosierung nach Pauling oder Werbach beträgt 300 bis 3000 µg.

Vorkommen von Biotin in µg pro 100 g Nahrungsmittel

Bierhefe	100	Kalbsleber	75
Sojabohnen	60	Weizenkleie	45
Erdnüsse	35	Haferflocken, Ei	20
Avocados	16	Mandel, Walnuss	10
Hering	9	Tomaten	3
Vollmilch	3	Reis, ungeschält	3

Mangelzustände, Krankheiten und therapeutischer Einsatz
Biotin wird verabreicht bei Hauterkrankungen, Haarausfall und Nagelbrüchigkeit. Schutzfunktionen in diesen Bereichen üben allerdings auch Beta-Carotin, Vitamin E, Pantothensäure, Vitamin D und Vitamin E aus. Zu einem Biotinmangel mit Schwäche, Übelkeit, Haarausfall und Depressionen kommt es nur in Ausnahmefällen.

Biotin gleicht den Blutzuckerspiegel aus. Der therapeutische Einsatz von Biotin ist bei bestimmten Formen des Diabetes bekannt.

Nicht nur bei Ratten, die als stille Dulder häufig als erste unter dem Forscherdrang leiden, sondern auch beim Menschen kann eine Störung in der Biotinaufnahme zu Dermatitis, Haarausfall und Fortpflanzungsproblemen führen. Bei einem regelmäßigen Verzehr roher Eier beispielsweise ist die Bedarfsdeckung an Biotin gefährdet. Im rohen Eiweiß ist nämlich ein Antivitamin enthalten, das Protein Avidin, das Biotin komplexartig derart fest bindet, dass es durch die Enzyme des Verdauungstraktes nicht abgespaltet und resorbiert werden kann.

Überdosierungen und Gefahren
Keine bekannt.

Wichtiger Hinweis
■ Biotin wird auch von den Bakterien der Darmflora gebildet, allerdings wird dieser Beitrag zur Biotinversorgung des Menschen als eher gering eingeschätzt. Doch zeigt sich auch hier wieder die Bedeutung eines gesunden Darmmilieus für alle Lebensbereiche.

Folsäure und das »Wonderbread«

Der Folsäure und ihrer Bedeutung für die Gesundheit des Menschen ist die Wissenschaft erst relativ spät auf die Spur gekommen. Im Jahre 1941 wurde in Leber und Hefen ein Antianämie- und Wachstumsfaktor entdeckt, der sich für das Gedeihen des *Lactobacillus casei*, eines lebenswichtigen Milchsäurebakteriums des Magen-Darm-Traktes, als essenziell erwies. Erst 1946 gelang es dann, aus Spinatblättern eine Substanz zu isolieren, die abgeleitet vom lateinischen *folium*, »Blatt«, später Folsäure genannt wurde. Auf dieselbe Zeit gehen auch die Entschlüsselung der chemischen Struktur und die Synthese zurück. Unter dem Namen Folsäure (oder Pteroylglutaminsäure) werden eine Reihe von Verbindungen zusammengefasst, die Folsäure-wirksame Substanzen (Folate) in biologisch aktiver Form enthalten.

Keine Frage: Folsäure ist ein Schlüsselvitamin der B-Gruppe, und eine Folsäure-arme Ernährung kann innerhalb weniger Wochen Mangelsymptome hervorrufen. Doch gibt es viele Unabwägbarkeiten bei der Feststellung des Bedarfs an Folsäure. Alle Untersuchungen zur Ermittlung des täglich an Folsäure Nötigem orientieren sich nicht an den natürlichen Nahrungsfolaten, sondern basieren auf der synthetischen Form der Folsäure, der Pteroylglutaminsäure, abgekürzt PteGlu. Dabei wurden 50 µg als Vitaminmenge festgestellt, die die Folsäurekonzentration im Blutserum über längere Zeit aufrechterhalten kann. Von hier aus und unter der Annahme einer Bioverfügbarkeit von 40 Prozent sowie mit den üblichen Sicherheitszuschlägen ergab sich die Empfehlung, 400 µg Folsäure (für Schwangere 600 µg) mit der Nahrung aufzunehmen. Eine Empfehlung mit vielen Unsicherheiten und Interpretationsmöglichkeiten.

Folsäure kommt sowohl in Lebensmitteln pflanzlicher als auch tierischer Herkunft vor. Das Vitamin ist in allen Blattgemüsen anzutreffen, aber auch in Bananen, Spinat, Kartoffeln, Spargel, Tomaten, Gurken, Brokkoli, Kohl, Hülsenfrüchten, Getreide, Nüssen – besonders reichhaltig in Leber, Bierhefe und Bierhefepräparaten wie Strath, gekeimtem Getreide, Weizenkleie und gekeimten Kichererbsen. Schaut man sich nun die Tabellen der Folsäuregehalte ausgewählter Nahrungsmittel an, ist eigentlich davon auszugehen, dass auch in einem Durchschnittshaushalt der Bedarf am essenziellen Vitalstoff Folsäure abgedeckt ist.

Selbstverständlich ist eine Unterversorgung mit dem wichtigen Vitamin der B-Gruppe durch Fehl- und Mangelernährung bei reichlicher Energieaufnahme von Fetten und Proteinen und gleichzeitigen Defiziten an Frischkost,

Obst und Gemüse möglich. Fast Food und ein verstärkter Trend zum Außer-Haus-Essen werden hierbei als wichtigste Gründe angeführt. Darüber hinaus zeigt kein anderes Vitamin eine so hohe Labilität gegen äußere Einflüsse wie die natürlich in Lebensmitteln vorkommenden Folate. Folsäure ist äußerst lichtempfindlich, reagiert stark auf Hitze im Kochtopf und bei Salaten und Gemüse auch auf das Wässern (siehe Seite 76). Die Qualität der Lebensmittel und die Zubereitungsart schlagen bei Folsäure besonders stark zu Buche. Zudem hat sich gezeigt, dass praktisch alle publizierten Daten zur Folsäureaufnahme und zu Folatgehalten von Lebensmitteln unsicher und ungenau sind. Hinzu kommt noch, dass die Aufnahme von Folsäure von der Enzymtätigkeit eines gesunden Magen-Darm-Milieus wie auch einer ausreichenden Versorgung mit Vitamin B_{12}, Eisen und Zink abhängt.

Risikofaktor Homocystein

Neben den bekannten Risikofaktoren für Herz-Kreislauf-Erkrankungen spielt Homocystein als eigenständiger Faktor eine Rolle. Diese Aminosäure wird im Körper aus der essenziellen Aminosäure Methionin gebildet. Folsäure, B_6 und B_{12} senken den Spiegel der Aminosäure Homocystein. Es wird davon ausgegangen, dass damit auch das Risiko für Arterienverengung und -verhärtung und auf diese Weise auch für Herz-Kreislauf-Erkrankungen sinkt. Es gilt allerdings zu beachten, dass Homocystein nur einen unter vielen möglichen Risikofaktoren bildet.

Functional Food und die Folsäureoffensive

Die Folsäure als ein Schlüsselvitamin der B-Gruppe steht im Mittelpunkt bestimmter Vermarktungsstrategien, und es ist häufig schwierig zu entscheiden, ob es sich bei den Aktivitäten um einen Dienst an der Gesundheit oder ein Geschäft mit der Gesundheit handelt. Was als uneigennütziger Einsatz für die Volksgesundheit deklariert wird, ist meist knallhartes Business, wie ich das schon 1981 in den Vereinigten Staaten erlebt habe. Seinerzeit wurde mit großem Werberummel das »Wonderbread« propagiert, ein grauenhaftes, gummiartiges Brot, dessen einziger angeblicher Vorzug darin bestand, dass dem Mehl Folsäure zugesetzt war. Die Nutraceuticals, also ein Vermengen von Nahrung (Nutrition) und Arzneien (Pharmaceuticals), sind schon vom Grundsatz her äußerst fragwürdig, weil sie suggerieren, trotz eines überreichen Angebots an Nahrungsmitteln müsse der Mensch von Geburt an substituiert und medikamentiert werden. Selbst die Europäische Union spricht Klartext: Das Anreichern von Nahrungsmitteln verleitet zum falschen Glauben, Ernährungsfehler lassen sich mit Functional Food kompensieren. Zudem gibt es keine gesicherten Zahlen darüber, ob wirklich ein Defizit bei der Versorgung mit Folsäure besteht. Selbst die Angaben im Ernährungsbericht, die immer wieder zitiert werden, beruhen auf Schätzungen und nicht auf Fakten. Eine Untersuchung in Deutschland hat ergeben, dass lediglich 4 Prozent der Bevölkerung zu wenig Folsäure im Blut hatte (nach Dr. med. Thomas Walser). Danach besteht kein Mangel, da in dieser Zahl alle Risikogruppen enthalten sind. Das wundert nicht, denn Folsäure ist in einer breiten Palette von Nahrungsmitteln enthalten.

Auch die Folsäureoffensive, eine private Kampagne von Erich P. Meyer, Mitbesitzer der Multiforsa AG, scheint zumindest in ihrer Zielsetzung wenig durchdacht und vermittelt vor allem einer Risikogruppe von Frauen eine Scheinsicherheit, die ohne realen Hintergrund ist. Der Offensive haben sich mehr als 20 Lebensmittelhersteller in der Schweiz angeschlossen, die mit folierten Produkten wie Bonbons, Brot, Suppen und Getreideriegeln die Versorgungslücke mit Folsäure schließen wollen. Das dafür verwendete Viogerm der Multiforsa AG auf der Basis von gekeimtem Weizen ist zweifellos ein gutes Produkt. Doch gekeimte Getreide, Weizenkleie, Hefepräparate und regelmäßiger Verzehr von Salaten und Gemüsen – der Ausdruck Folsäure ist schließlich von Spinat abgeleitet – tun es auch. Die ganze Kampagne wird jedoch unglaubwürdig und unseriös, wo die Betroffenheit der ehemaligen Skirennfahrerin Maria Walliser, die ein Kind mit Neuralrohrdefekt (siehe Seite 70, Folsäure und Strategien der Angst) zur Welt gebracht hat, für Strategien der Angst benutzt wird. Es wird suggeriert, mit den folierten Produkten seien Frauen dank der erhöhten Folsäurewerte auf der sicheren Seite, wenn es um das Risiko Neuralrohrdefekt geht. Das wird von Medizinern entschieden bestritten.

Die wenigen Spina-bifida-Fälle in der Schweiz haben in der Regel nicht einen Mangel an Folsäure, sondern Stoffwechseldefekte als Ursache. Wenn überhaupt auf die Krankheit Einfluss genommen werden kann, dann mit hohen Gaben synthetischer Folate und nicht über Functional Food. Es ist auch ganz klar, dass die Risikogruppe unter den Frauen die ärztliche Begleitung schon in der Frühphase der Schwangerschaft suchen sollte und sich nicht allein auf angereicherte Lebensmittel verlassen kann. Zu dieser Gruppe gehören Frauen mit Stoffwechselerkrankungen, Magen-Darm- und Leberproblemen, bereits erlebten Fehlgeburten und so weiter. Im gesunden Normalfall lässt sich der erhöhte Folsäurebedarf von Schwangeren und Stillenden ohne Probleme über die Ernährung decken.

Bekomme ich ein behindertes Kind?

Zum Thema Folsäure-Substitution möchte ich der Frauenärztin Dr. Karla Bentler aus Kassel das Wort geben: »Unbestritten spielt die Folsäure eine wichtige Rolle in der Schwangerschaft, und der Bedarf ist erhöht. Die Angaben über medikamentöse Ergänzungen beruhen allerdings weitestgehend auf Spekulationen. Wie aus Patientenbroschüren für Folsäuremedikamente zu erkennen ist, hat die Schwangere angeblich keine Chance, über die Ernährung ihren erhöhten Bedarf an Folsäure bei einer empfohlenen erhöhten Kalorienzufuhr von nur 13 Prozent zu decken. Also bleibt nur die Substitution! Welch ungeheurer Markt öffnet sich damit. Da mit der medikamentösen Ergänzung bereits vier bis sechs Wochen vor der Schwangerschaft begonnen werden sollte, eine Frau aber oft nicht genau weiß, wann sie schwanger wird, gilt die Empfehlung, dass alle 20- bis 40-jährigen Frauen vorsorglich Folsäure zu sich nehmen.

Seit einiger Zeit setzt eine regelrechte Bombardierung mit Folsäure in den Frauenarztpraxen ein. Fortbildungsveranstaltungen und großzügige Musterabgaben sollten uns von der Notwendigkeit der Substitution überzeugen – und vor allen Dingen davon, dass jeder Frau in der Praxis diese Präparate zu verordnen seien. Das macht misstrauisch. Es wird suggeriert, dass durch die Einnahme eines synthetisierten Vitamins ein Missbildungsrisiko deutlich gesenkt werden kann, die Frau es quasi selbst in der Hand hat, ein gesundes Kind zu bekommen. Auf der anderen Seite stehen die Ängste und das schlechte Gewissen der Frauen, die ohne zusätzliche Folsäurepräparate schwanger geworden sind. Sind sie verantwortungslos? Bekomme ich jetzt ein behindertes Kind, weil ich die Folsäure-Medikamente nicht genommen habe? Diese Fragen werden mir durchaus in der Praxis gestellt. Sie machen deutlich, welche zum Teil quälende Verunsicherung solche Empfehlungen, die hauptsächlich auf wirtschaftlichen Interessen beruhen, verursachen können.«

Folsäure und die Strategien der Angst

Wer sich mit Folsäure beschäftigt, wird bald einmal auf *Spina bifida*, das offene Rückenmark, stoßen. Diese auch Neuralrohrdefekt genannte Missbildung entsteht in der Frühphase der Schwangerschaft. Zu diesem Zeitpunkt hat eine Störung der embryonalen Entwicklung schwerwiegende Folgen: Für die Betroffenen bedeutet die Krankheit in der Regel lebenslange Invalidität. Es ist daher eine Selbstverständlichkeit, dass alles unternommen wird, damit Menschen ein solches Schicksal erspart bleibt.

Doch auch hier erscheinen bei genauem Hinschauen viele Maßnahmen diffus und undurchsichtig. Zunächst einmal gibt es unverständlicherweise keine Statistiken über die Fälle von Neuralrohrdefekten, so dass alle Zahlen auf Spekulation beruhen. Geschätzt werden etwa 20 Fälle pro Jahr in der Schweiz; eine Frauenärztin hat mir hingegen gesagt, sie glaube nicht daran, dass es mehr als fünf im Jahr seien. Im Vergleich mit anderen ähnlich gelagerten Erkrankungen eine geringe Zahl. Wie dem auch sei: Mit diffusen Statistiken zusammen mit geschickt platzierten Darstellungen von prominenten Einzelfällen wird ein Klima der Angst aufgebaut und bewusst der Eindruck vermittelt, dass das Risiko für *Spina bifida* groß sei und mit Functional Food gesenkt werden könne.

Zudem ist fraglich, ob mit den Folierungsmaßnahmen das Risiko von *Spina bifida* überhaupt gesenkt werden kann. Es hat sich nämlich gezeigt, dass auch bei bester Folsäureversorgung Fälle von offenem Rückenmark bei Neugeborenen vorkommen, so dass immer auch andere Ursachen zu beachten sind.

Funktion und Wirkungsweise

Folsäure sorgt für den Sauerstofftransport des Hämoglobins und spielt im Stoffwechsel und in der Blutbildung eine wichtige Rolle. Das Vitamin stärkt das Immun- und Nervensystem und beugt Herzinfarkten und Gefäßkrankheiten vor. Ein Mangel an Vitamin C wirkt sich negativ auf die Folsäurespeicher aus, bei einem Mangel an Vitamin B_{12} kann die Folsäure nicht in eine aktive Form umgewandelt werden.

Täglicher Bedarf

Der tägliche Bedarf an Folsäure (folatwirksame Verbindungen der Nahrung) beträgt 400 µg, für Kinder gestaffelt nach Alter weniger. Frauen wird empfohlen, im Hinblick auf eine geplante Schwangerschaft die Folsäureaufnahme pro Tag von 400 auf 600 oder gar 800 µg zu erhöhen, womit bereits in der Phase vor der Empfängnis begonnen werden sollte. Das kann bei gesunden Schwangeren gezielt über die Ernährung, unter Umständen zusammen mit gekeimtem Weizen, Bierhefe oder hefehaltigen Präparaten geschehen.

Vorkommen von Folsäure in µg pro 100 g Nahrungsmittel

Bierhefe	800	Weizenkeime	510
Rinderleber	420	Rote Bohnen, Kichererbsen	250
Weizenkleie	160	Spinat, Fenchel	140
Brokkoli, Weißkohl	80	Weichkäse, Eier, Weizenmehl	80
Orangen, Avocados, Rote Beete	65	Bananen, Erdbeeren, Salat	50
Reis, ungeschält	30	Thunfisch, Lachs, Huhn	20

Weizenkeimöl ist praktisch frei von Folsäure.

Mangelzustände, Krankheiten und therapeutischer Einsatz

Folsäuremangel bewirkt Blutarmut in Verbindung mit schneller Ermüdung, Entwicklungsstörungen beim Fötus, entzündliche Veränderungen der Mundschleimhaut. Typische Mangelerscheinungen sind Reizbarkeit, Gedächtnisschwäche, Angstzustände und Depressionen. Chronische Krankheiten wie Psoriasis und Krebs erhöhen den Folsäurebedarf. Sowohl Vitamin-C- als auch Vitamin-B_{12}-Mangel stören den Folsäurehaushalt.

Bestehen Risikofaktoren, wie die Neigung zu Fehlgeburten oder Stoffwechselerkrankungen, ist es sinnvoll, zusätzlich zu den Nahrungsfolaten mit täglich 0,4 mg Folsäure (PteGlu) in der synthetisierten Form für eine sichere Deckung des Bedarfs zu sorgen. Bei Gefahr von Neuralrohrdefekten wird sogar eine noch wesentlich höhere Dosierung empfohlen. Doch sei nochmals betont: Schwangere sollten sorgfältig mögliche Risikofaktoren abklären lassen und ihrer Ernährung Aufmerksamkeit schenken – bei einem gesunden Stoffwechselgeschehen besteht kein Grund zu medikamentösen Vitaminergänzungen.

Überdosierungen und Gefahren

Folate können Einfluss auf Arzneimittel für Epileptiker nehmen.

Wichtige Hinweise

- Folsäure ist hitzeempfindlich und wird durch UV-Licht zerstört.
- Wegen ihrer guten Wasserlöslichkeit geht sie zum großen Teil beim Kochen ins Wasser über.

Vitamin C und der böse Scharbock

Die Bedeutung von Vitamin C, der Ascorbinsäure, für die menschliche Gesundheit ist seit mehr als 3500 Jahren bekannt. Im Papyrus Ebers werden bereits 1550 v. Chr. die genauen Symptome des Vitamin-C-Mangels beschrieben. Die Vitamin-C-Mangelerkrankung Skorbut, die jahrhundertelang vor allem in der Seefahrt grassierte, kommt vom niederländischen Ausdruck *scheurbuik*, »rissiger Mund«. Skorbut ist eine Erkrankung des Bindegewebes, verzögert die Wundheilung, erhöht die Infektionsanfälligkeit und äußert sich häufig in entzündetem Zahnfleisch und rissigen Mundwinkeln. Zahlreiche Berichte über Skorbutepidemien im Mittelalter, vor allem nach kriegerischen Auseinandersetzungen, legen Zeugnis ab von den verheerenden Auswirkungen des Vitamin-C-Mangels, der dem bösen Scharbock angelastet wurde.

Vitamin C als ein wichtiger Gesundheitsfaktor ist heute unbestritten. Es zählt neben Vitamin E und Beta-Carotin zu den wirksamsten Antioxidantien, die dafür sorgen, dass Körperzellen nicht geschädigt werden. Ascorbinsäure bildet einen wichtigen Faktor bei der Herstellung von Antikörpern, die es unserem Immunsystem ermöglichen, Krankheitserreger zu eliminieren. Vitamin C ist Voraussetzung für die Ausschüttung des Wachstumshormons und ist an der Bildung von der Stresshormone Adrenalin und Noradrenalin in der Nebennierenrinde beteiligt. Bei Erkältungen und Grippe stärkt es die Immunabwehr, bei Asthma, Allergien und Heuschnupfen steht die Antihistaminwirkung im Vordergrund, es kann das Cholesterin im Blut und den Gehalt an Fettsäuren senken, es beschleunigt die Wundheilung, erhöht die Aufnahme von Eisen, hilft bei depressiven Störungen und bietet Schutz vor Krebs. Vitamin C ist wahrlich ein Tausendsassa, der fast alles kann.

Die wasserlösliche Ascorbinsäure, die der Körper vorwiegend aus frischem Obst und Gemüse sowie Salaten aufnimmt, hat als potentes Antioxidans ähnliche Aufgaben wie Vitamin E im fettfreundlichen Milieu. Obwohl Vitamin C eine Schlüsselsubstanz mit zahlreichen wichtigen biochemischen und physiologischen Funktionen darstellt, kann sie der menschliche Organismus im Gegensatz etwa zur Ratte nicht selbst synthetisieren und auch nicht in größeren Mengen speichern, da jeder Überschuss möglichst rasch ausgeschieden wird. Eine gleichmäßige Versorgung mit diesem Schlüsselvitamin über die Ernährung ist daher besonders wichtig.

Die D-A-CH-Referenzwerte für gesunde Erwachsene zeigen, dass dieses Schlüsselvitamin zumindest in Mitteleuropa reichlich aufgenommen wird, wobei Salate, frische Gemüse, Kartoffeln, Obst und hier vor allem Zitrusfrüchte die hauptsächlichen Lieferanten sind. Doch auch natürliche Fruchtsäfte (siehe Seite 26, Vitamin A: ACE-Fruchtsaft, garniert mit drei Lebensmittel-Zusatzstoffen) und Vitaminaufnahmen über Hagebutten, Acerolakirschen, Amalaki und so weiter tragen zur Versorgungssicherheit bei.

Unklarheit besteht unter Ernährungswissenschaftlern darüber, ob die volle Sättigung der Körperspeicher mit Ascorbinsäure (etwa 3000 mg) zur Erhaltung optimaler Gesundheit und Leistungsfähigkeit nötig ist. Dies würde eine tägliche Ascorbinsäureaufnahme von etwa 200 mg bedeuten, was immer noch weit unter den Empfehlungen von Pauling mit mindestens 1000 mg liegt. Allerdings besteht heute gerade bei Vitamin C die Tendenz zu höheren Aufnahmeempfehlungen. Bei der Ascorbinsäure gelten zwei Fakten als unbestritten: Sie fördert die Ausnutzung von Eisen, und sie kann durch die Stimulierung des Immunsystems den Ausbruch von Infektionskrankheiten lindern beziehungsweise verhindern. In diesem Bereich und bei Müdigkeit, Abgespanntheit, Rekonvaleszenz besteht eine gute Möglichkeit, die positiven Wirkungen von erhöhten Dosen über die Nahrungsaufnahme oder zusätzliche Präparate einmal selbst auszuprobieren. Wer weiß: Vielleicht lässt sich der böse Scharbock überlisten.

Funktion und Wirkungsweise

Vitamin C ist an vielen Funktionen des Körpers, dem Eiweißstoffwechsel, der Eisenaufnahme, der Wundheilung, der Bildung von Schutzstoffen und Aminosäuren beteiligt. Es hat starke antioxidative Schutzwirkung, stärkt das Immunsystem, steigert Vitalität und Widerstandskraft und fördert die Wundheilung.

Täglicher Bedarf

Der D-A-CH-Referenzwert beträgt 100 mg, für Kinder gestaffelt nach Alter weniger, für Schwangere und Stillende 110 bis 150 mg.

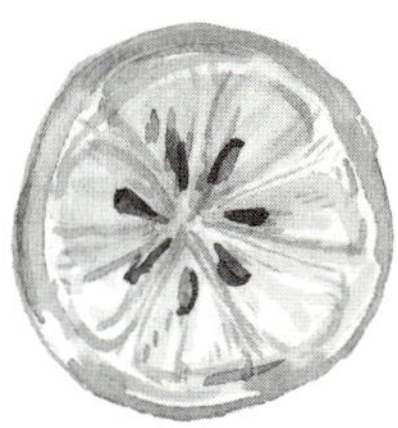

Vorkommen von Vitamin C in mg pro 100 g Nahrungsmittel

Acerolasaft	1600	Amalaki	1500
Hagebutte	850	Sanddorn	450
Guave	270	Schwarze Johannisbeere	190
Paprikaschote	150	Grünkohl	105
Vogelbeere, Brokkoli	100	Kornelkirsche	85
Papaya	82	Kiwi	71
Erdbeere	65	Zitrone	53
Orange	50	Grapefruit	44
Mango	39	Mandarine	30
Ananas	19	Brombeere	17
Kirsche	15	Banane/Apfel *	12

* Bei Äpfeln und natürlich auch bei anderem Obst und Gemüse spielen die Sorte sowie die Qualität eine große Rolle, was die Vitamin-C-Gehalte betrifft. So wurden in Deutschland bei der Apfelsorte Freiherr von Berlepsch und Ontario 24 mg pro 100 g gemessen, bei Golden Delicious dagegen nur 6 mg.

Mangelzustände, Krankheiten und therapeutischer Einsatz

Infektanfälligkeit, Skorbut, Zahnfleischbluten, schlechte Wundheilung, das sind die wichtigsten Folgen von Vitamin-C-Mangel. Die ersten Anzeichen eines Defizits sind Müdigkeit, Reizbarkeit, oft gekoppelt mit Antriebsschwäche und Energieverlust. Über die Höhe des Bedarfs besteht geteilte Meinung: Während der D-A-CH-Referenzwert die tägliche Vitamin-C-Aufnahme auf 100 mg festlegt, was etwa in einer großen Orange enthalten ist, empfehlen Pauling und andere 1000 bis 18 000 mg im therapeutischen Dosierungsbereich, aber auch Grammdosierungen für den täglichen Bedarf. Vitamin C kennt eine breite therapeutische Anwendung bei Schwermetallvergiftungen, Zahnfleischschwund, Sehstörungen, Diabetes, Eisenmangel, Allergien, Arteriosklerose und zur Erhöhung der Abwehrkraft bei Erkältungen, Grippe und Infektionen. Mangel entsteht durch Rauchen, übermäßigen Kaffeegenuss und Alkoholkonsum sowie Einnahme gewisser Medikamente (siehe Seite 42).

Überdosierungen und Gefahren

Ascorbinsäure kann in höheren Dosierungen Übelkeit, Blähungen und Durchfall hervorrufen. Bei Neigung zu Nierensteinen, Nierenerkrankungen und Gicht sollten keine hohen Dosen von synthetisiertem Vitamin C genommen werden.

Wichtiger Hinweis

■ Vitamin C ist sehr empfindlich gegen Hitze, Sauerstoff, Licht, Feuchtigkeit und langes Lagern.

Fatale Folgekette: Nitrat, Nitrit, Nitrosamine

Nitrat – ein Schadstoff? Das Salz der Salpetersäure mit der chemischen Formel NO_3^- besteht aus den lebensnotwendigen Elementen Stickstoff (Nitrogenium) und Sauerstoff (Oxygenium). Nitrat ist ein wichtiges Glied im Stickstoffkreislauf der Natur und dient den Pflanzen als Nährstoff zum Aufbau von Pflanzeneiweiß. Als Salz ist es im Wasser leicht löslich und farblos. Um hohe landwirtschaftliche Erträge zu sichern, wird Nitrat dem Boden als Dünger zugeführt. Nitrat, das die Pflanzen nicht aufnehmen können, wird ausgewaschen und gelangt mit der Zeit ins Grundwasser.

Über Gemüse, Salate und Trinkwasser nehmen wir täglich Nitrat auf. Doch nicht die direkten Wirkungen bilden das eigentliche Gesundheitsrisiko. Die in unserer Nahrung enthaltenen Mengen an Nitrat – durchschnittlich etwa 80 Milligramm am Tag – gefährden nach derzeitigem Erkenntnisstand die Gesundheit eines Menschen nicht, mit Ausnahme von Säuglingen. Weitaus bedenklicher ist dagegen Nitrit. Nitrat – Nitrit – Nitrosamine, eine fatale Folgekette. Nitrate können in der Reaktionskette über Nitrit auch Nitrosamine bilden, die als krebserregend gelten. Und hier sind nun alle Altersgruppen gleichermaßen gefährdet.

Vitamin C ist als Antioxidans hochwirksam gegen die Bildung von Nitrosaminen, die potente Krebserreger vor allem im Magen sind. Es wurde daher auch schon empfohlen, beim Verzehr von nitratreichem Gemüse wie Spinat auch vermehrt Vitamin C zu sich zu nehmen, beispielsweise in Form von Orangensaft.

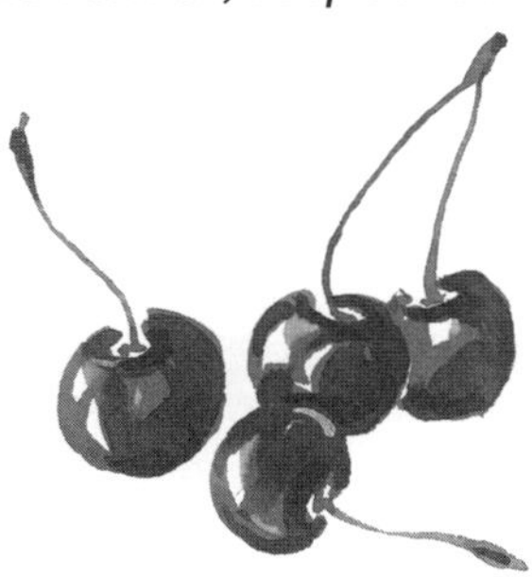

Begriffe und Fakten, Zusammenhänge und Hintergründe

Vitaminverluste durch äußere Einflüsse

Alle Vitamine sind sehr gut auf ihre Beständigkeit gegen äußere Einflüsse untersucht. Wir wissen, dass Vitamin C hochempfindlich auf Hitze, Luftsauerstoff, Licht, Wasser und langes Lagern reagiert und dass all die Faktoren zusammen einen Totalverlust bedeuten können. Auch die Grobunterscheidung liefert schon wichtige Hinweise: Die Vitamine A, D, E und K sind fettlöslich, die Vitamine der B-Gruppe und C dagegen wasserlöslich. Sie haben natürlich eine besondere Affinität zu ihren Lösungsmitteln. Vitamin E ist besonders empfindlich auf Licht und Luftsauerstoff, Vitamin D mag hohe Temperaturen nicht (grillen und braten), und die ganze Gruppe der B-Vitamine mit der Ausnahme des B_{12} erleidet besonders hohe Verluste beim Kochen in Wasser, da sie ja wasserlöslich sind.

Welches Vitamin reagiert worauf empfindlich?

	Sauerstoff	Licht	Temperatur	pH7	<pH7	>pH7	maximale Verluste in Prozent
Vitamin A	x	x	x	+	x	+	40
Beta-Carotin	x	x	x	+	+	x	50
Vitamin B_1	x	+	x	x	+	x	80
Vitamin B_2	+	x	x	+	+	x	75
Vitamin B_6	+	x	x	+	+	+	40
Vitamin B_{12}	x	x	+	+	+	+	10
Vitamin C	x	x	x	x	+	x	100
Vitamin D	x	x	x	+	x	x	40
Vitamin E	x	x	x	+	+	+	55
Vitamin K	+	x	+	+	x	x	5
Niacin	+	+	x	+	+	+	60
Folsäure	x	x	x	x	x	+	100
Pantothensäure	+	+	x	+	x	x	50

+ = stabil, x = instabil, pH 7 = neutral, <pH 7 = sauer, >pH 7 = basisch

Das Wissen um die unterschiedlichen Reaktionen der Vitamine auf äußere Einflüsse kann durchaus helfen, die Vitamine bei der Aufbewahrung und Zubereitung der Nahrung zu erhalten. So verliert sich Vitamin C besonders schnell im basischen und neutralen Bereich. Da es selbst im sauren Milieu (Ascorbinsäure) zuhause ist, wirken Essig und Zitrone am Salat positiv-bewahrend. Mit einem kleinen Glas frisch gepresstem Orangensaft oder einem Glas Zitronenwasser vor dem Essen kann auch die Eisenresorption erhöht werden. Die Zahlen der Tabelle bieten nur einen groben Überblick. Nutzen bringen sie nur, wenn sie in den Küchenalltag einfließen.

Einige Tipps:

■ Möglichst viel frisches reifes Obst und Gemüse aus kontrolliert biologischem Anbau essen. Die Enzyme, die Heinzelmännchen unserer Nahrung, werden jubilieren.

■ Kochen ist immer mit Vitaminverlusten verbunden, vor allem, wenn das Kochwasser fortgeschüttet wird. Gemüse daher bevorzugt leicht andünsten, Salate und Obst möglichst frisch genießen.

■ Öle, vor allem die Keimöle mit hochungesättigten Fettsäuren, aber auch ein gutes Olivenöl extravergine nie hoch erhitzen, sondern Speisen – wie etwa eine Pizza oder Teigwaren – am Schluss damit verfeinern. Beta-Carotin wird am besten mit Butter oder Olivenöl, nicht mit hochungesättigten Fettsäuren (Distel-, Leinöl) aufgenommen.

■ Putzen, waschen, zerkleinern von Gemüse erst unmittelbar vor der Zubereitung. Auch das Messer ist ein Vitaminkiller.

■ Gemüsegerichte und Kartoffeln nicht wässern und über längere Zeit warm halten, sondern kalt stellen zum Aufbewahren.

■ Einen Teil des Getreides frisch mahlen und zubereiten. Das volle Korn – auch Reis und Hirse – ist von Natur aus gut gerüstet, Vitamine zu bewahren.

■ Gewisse Gemüse und Früchte können sich bei der Lagerung gegenseitig negativ beeinflussen. So sollten Tomaten nie neben Gurken und Äpfel nicht neben Karotten und Kohlarten liegen. Gemeinsam gelagert altern sie schneller, und sie können sich über den Ethylenstoffwechsel auch geschmacklich beeinflussen.

■ Je stärker verarbeitet unsere Nahrung ist, umso größer sind die Vitamin- und weitere Qualitätsverluste. Es ist eine Illusion und Täuschung, wenn Ihnen weißgemacht wird, Verluste bei der Verarbeitung könnten durch synthetisierte Zusätze wieder ausgeglichen werden.

Keimlinge: Lebenskraft der Natur

Keime und Sprossen halten große Mengen an Vitalstoffen für eine gesunde Ernährung bereit. Genau genommen ist natürlich der Keimvorgang in der Natur gar nicht so uneigennützig: Im Samenkorn schlummert die gesamte Energie für eine neue Pflanze. Und wenn das winzig kleine Korn mit Wasser in Berührung kommt und zu keimen beginnt, dann stellt es alles dem beginnenden neuen Leben zur Verfügung. Saat, die keimen soll, braucht also zunächst einmal Feuchtigkeit. Die nun beginnenden Umwandlungsprozesse dienen dazu, eine ideale Nährlösung für den Pflanzenembryo zu erzeugen. Im weiteren Verlauf des Wachstumsprozesses bilden sich dann neue Verbindungen, so unter dem Einfluss von Licht und Sonne das Chlorophyll in den sprießenden grünen Blättern.

Die durch den Keimungsprozess angeregte Umwandlung ist für unsere Ernährung genauso wertvoll wie für die werdenden Pflanzen. Es werden Inhaltsstoffe ab-, um- und aufgebaut, so dass der Nährwert und Vitalstoffgehalt der Keimlinge gegenüber den Samen erheblich steigt; die Qualität der Eiweiße und Fette wird verbessert, und zudem werden noch Stoffe abgebaut, die im menschlichen Stoffwechsel nicht willkommen sind. Das alles betrifft vor allem Getreide und Hülsenfrüchte.

Durch das Befeuchten und die Einwirkung von Licht und Wärme wird also in Samen ein kleines Kraftwerk in Gang gesetzt, das alle gespeicherten Wirkstoffe aktiviert. Eine Vielzahl von Nähr- und Vitalstoffen wird gebildet – und Nutznießer all dieser wunderbaren Vorgänge sind wir, die wir die Sprossen essen. Es ist wirklich imponierend, was uns diese kleinen Kraftpakete zu bieten haben: Der Gehalt an Vitamin C steigt in Keimlingen und Sprossen bis zum Fünffachen; in Kichererbsen verdoppelt sich innerhalb von vier Tagen der Gehalt an Beta-Carotin (Provitamin A) und Vitamin D; Weizenkeime liefern B-Vitamine und Magnesium; Linsensprossen versorgen uns mit den Vitaminen C, E und Eisen; die Sojabohne mit Calcium, Phosphor und Lecithin; Kresse- und Radieschensprossen stärken die Schilddrüse; Sonnenblumenkeimlinge liefern Zink für die Immunkraft; Kürbiskernsprossen sind reich an ungesättigten Fettsäuren und wichtig für Herz und Kreislauf; Rettich-, Zwiebel- und Senfkeimlinge wirken sanft desinfizierend; Alfalfa, eine Luzerneart, enthält viel wertvolles Eiweiß, lebenserhaltendes Chlorophyll und das in pflanzlichen Lebensmitteln eher seltene Vitamin B_{12}. Brokkolikeimlingen und den Kohlarten schließlich wird sogar krebsvorbeugende Wirkung nachgesagt.

Enzyme: Sie verändern, verwandeln, erneuern

Wer über Vitamine, Mineralstoffe und Spurenelemente redet, muss sich unbedingt mit Enzymen beschäftigen. Nichts geht ohne sie. In allen Lebensbereichen kommt ihnen eine wichtige Aufgabe zu: Sie kontrollieren und beschleunigen biologische Prozesse, etwa die Verdauung oder den Zucker- und Fettabbau. Enzyme machen es erst möglich, dass unser Stoffwechsel die zugeführte Nahrung verwerten kann. Wegen ihrer vielfältigen Aufgaben werden Enzyme auch biologische Katalysatoren genannt. Sie sind die universalen Wirkstoffe lebender Zellen.

Enzyme können ihre Aufgaben nicht immer allein bewältigen. Einigen fehlt ein spezielles Teilstück, das ein Co-Enzym als Bestandteil der Nahrung liefert. Eine Reihe von Vitaminen, Mineralstoffen und Spurenelementen können als Co-Enzyme fungieren. Sie sind an praktisch allen biochemischen Reaktionen des Körpers beteiligt. Dazu gehören vor allem die Vitamine B_1, B_2, B_6, B_{12}, Biotin, Niacin und C sowie Eisen, Kupfer, Nickel, Magnesium, Mangan, Molybdän, Natrium, Selen und Zink. Magnesium ist Bestandteil von über 300 Enzymen, Zink von 200, Eisen, die B-Vitamine und Vitamin C von 60 bis 200. Co-Enzyme werden im Gegensatz zu den Enzymen bei ihren Aufgaben verbraucht. Sie müssen daher ständig regeneriert, erneuert beziehungsweise über die Nahrung zugeführt werden.

Beim Menschen sind heute über 2700 Enzyme bekannt. Fachleute schätzen, dass im Körper weitaus mehr Enzyme vorhanden sind, es könnten bis zu 50 000 unterschiedliche sein. Enzyme sind ständig mit dem Abbau großer Moleküle beschäftigt. Sie verbinden kleinere Moleküle untereinander, bauen Eiweiß, Stärke und Fette um, und sie steuern den Abbau, die Verdauung und Gärung vieler Stoffe.

Während Sie gerade diese Zeilen lesen, sind in Ihrem Körper Millionen von Enzymen am Werk: sie verändern, wandeln um und erneuern. Sie stellen Energie zum Leben bereit und schlüsseln die Nahrung auf, sie fördern die Zellerneuerung, entgiften den Körper, halten das Blut flüssig, sind an der Abwehr von Krankheitserregern beteiligt, stillen Blutungen, heilen Wunden und Entzündungen. Und wie lang die Aufzählung auch sein mag – einige der unentbehrlichen Helfer bleiben vergessen.

Wir treffen hier auf unglaublich fein vernetzte Kreisläufe, die wir nur mit Respekt wahrnehmen können. Sie spielen in alle Lebensbereiche hinein.

Enzyme können wie die meisten Vitamine vom Organismus nicht selbst gebildet werden. Sie müssen also mit der Nahrung zugeführt werden. Hieraus ergibt sich die Bedeutung einer naturbelassenen Nahrung mit einem möglichst großen Anteil an frischem Obst und Gemüse. Über die Nahrungsauswahl und -zusammenstellung wird auch der Säure-Basen-Haushalt beeinflusst. Alle enzymgesteuerten Lebensvorgänge haben ihr Wirkungsoptimum nur bei einem bestimmten pH-Wert, meist im mittleren bis schwach sauren Bereich. Es gibt aber zu beiden Seiten hin Extremwerte. So erreicht das eiweißspaltende Enzym Pepsin des Magensaftes das Optimum bei pH 2, während Trypsin, ein Enzym des Dünndarmsaftes, seine höchste Wirksamkeit bei pH 8 hat. Unsere Stoffwechselvorgänge und damit unsere Gesundheit werden von diesen Rhythmen des Säure-Basen-Haushalts geprägt.

Wie stark die Enzyme Einfluss auf unsere Gesundheit nehmen, mag auch ein kurzer Blick auf Enzym-Mangelkrankheiten zeigen. Lactase (lat. *lac*, »Milch«) ist ein von der Darmschleimhaut produziertes Enzym, das den in Milch und Milchprodukten enthaltenen Zweifachzucker Lactose in die Einfachzucker Glucose und Galactose aufspaltet, so dass sie von den Darmzellen aufgenommen werden können. Bei Lactasemangel, der heute weitverbreitet ist, kann die Darmschleimhaut die Lactose, den Milchzucker, nicht aufspalten, so dass es zu einer Intoleranz kommt, die zu Stoffwechselproblemen mit Durchfall und Blähungen und letztlich auch zu Leber- und Nierenschäden führen kann.

Ein anderer weitverbreiteter, erblicher Enzymdefekt ist die Phenylketonurie. Bei dieser Krankheit kann die essenzielle Aminosäure Phenylalanin nicht in Tyrosin umgewandelt werden. Die Folge sind schwere geistige Defekte, wenn nicht frühzeitig eine strenge Diät eingehalten wird. Phenylalanin ist eine von zwei Aminosäuren, aus denen Aspartam zusammengesetzt ist. Auf allen mit Aspartam gesüßten Produkten muss daher auch der Warnhinweis erscheinen: Enthält Phenylalanin.

Enzyme und das Bier aus dem Spucknapf

Wenn Sie ein Stück Brot lange kauen, wird es Mund immer süßer. Durch das Einspeicheln wird die im Brot enthaltene Stärke durch das Enzym Amylase verzuckert und der erste Verdauungsschritt in Form einer Gärung eingeleitet. Viele Völker praktizieren seit alters solche einfachen Verfahren, um eine Gärung, einen enzymatischen Aufschluss von Nahrungsmitteln, in Gang zu setzen oder zu beschleunigen. Vor einem halben Jahrtausend sahen die spa-

nischen und portugiesischen Eroberer in Süd- und Mittelamerika zum ersten Mal voller Abscheu, wie Indianerinnen enzymatische Prozesse ankurbelten und eine alkoholische Gärung auslösten: Geröstete Maiskörner wurden dabei lange gekaut, eingespeichelt und in die Gärbottiche gespuckt. Das Maisbier, Tschitscha genannt, ist heute noch in Paraguay und Mexiko verbreitet. Kauen und spucken war oft die Aufgabe von Jungfrauen, die Anteil hatten an vielen rituellen Segnungen, die von fermentierten Nahrungsmitteln ausgingen: Gesundheit, Stärke, Wachstum, Fruchtbarkeit und Wohlergehen.

Der Metabolismus: Werden und Vergehen

Wie in der Natur vollzieht sich auch im menschlichen Körper der Auf- und Abbau in rhythmischen Prozessen. Als Verdauung bezeichnen wir alle Vorgänge, die die Nahrung vom Mund bis zur Ausscheidung verändern. Resorption nennt man den Übergang von Nähr- und Wirkstoffen, Vitaminen, Mineralien und Spurenelementen durch die Darmwand in das Körperinnere. Die Nahrungsaufnahme, den Abbau im Darm, die Resorption sowie den Aufbau in körpereigene Stoffe und deren Einbau in die Gewebe nennen wir Assimilation. Der Abbau der Stoffwechselsubstanzen im Gewebe und die Freisetzung der für das Leben erforderlichen Energie wird als Dissimilation, die Gesamtheit der Stoffwechselvorgänge als Metabolismus (griech. *metabolio*, »verändern«) bezeichnet. Im Aufbaustoffwechsel wird beispielsweise aus Aminosäuren Körpereiweiß aufgebaut, im Abbaustoffwechsel sind die Endprodukte vor allem Wasser, Kohlendioxid und Harnstoff, die ausgeschieden werden. Treten in diesem fein ausgewogenen, von Enzymen gesteuerten Zusammenwirken Störungen auf, ist das innere Milieu gestört und muss wieder in die Homöostase, ins Gleichgewicht gebracht werden. Diese Balance ist in der Regel nicht allein durch die zusätzliche Aufnahme von Vitaminen, Mineralstoffen und Spurenelementen zu erreichen, dies kann jedoch in vielen Bereichen hilfreich sein.

Linus Pauling und die Vitamin-Megadosen

Linus Pauling war ein ungewöhnlicher Mann, der unsern ganzen Respekt verdient. Nicht nur, dass er für seine Vitamin-Grundlagenforschung den Nobelpreis für Chemie erhielt, für sein politisches Engagement wurde er auch noch mit dem Friedensnobelpreis geehrt. Er ist als Vitaminforscher auch deshalb glaubwürdig und wichtig, weil er viele seiner Erkenntnisse durch eigenes Erleben, durch Versuche an sich selbst gewonnen hat. Pauling war nicht nur ein vielseitiger Wissenschaftler und Humanist, er war auch ein sensibler Beobachter der Natur. Für ihn war der Mensch biochemisch nicht das am weitesten entwickelte Lebewesen der Natur. Denn nur die Pflanzen sind in der Lage, organische Stoffe wie Chlorophyll und Carotine selbst herzustellen.

Der Mensch als Bestandteil der Natur hat sich im Laufe der Evolution von einer Reihe von Nährstoffen abhängig gemacht. Es sind dies etwa 45 Orthomoleküle (griech. *ortho*, »richtig«) aus den Bereichen Mineralstoffe, Spurenelemente, Fettsäuren, Aminosäuren, Kohlenhydrate und Vitamine. Die orthomolekulare Medizin geht im Bereich der essenziellen Nähr- und Vitalstoffe also weit über die etablierte Medizin hinaus.

Pauling nun plädiert für Megadosen von Vitaminen, die das 10-fache oder mehr der offiziellen Empfehlungen betragen. Er erläutert im Detail, warum solche Dosierungen wichtige Heil- und Vorbeugemittel sind, und widerlegt die Einwände seiner Kritiker. Bereits 1962 beschrieb er als Erster im Detail die antioxidativen Effekte der Ascorbinsäure; er hatte auch beim chronischen Müdigkeitssyndrom, bei Autoimmunerkrankungen, bei Allergien, Asthma und Influenza mit hohen Tagesdosen von 20 bis 30 g Ascorbinsäure wegweisende Erfolge.

Linus Pauling gilt als der Urvater der orthomolekularen Medizin, deren Ziel es ist, vorbeugend und schützend zu arbeiten und nicht erst einzugreifen, wenn der Stoffwechsel in gesundheitsbedrohliche Unordnung geraten ist. Die exakte Definition von Pauling: Orthomolekulare Medizin ist die Erhaltung guter Gesundheit und die Behandlung von Krankheiten durch Veränderungen der Konzentration von Substanzen im menschlichen Körper, die normalerweise im Körper vorhanden und für die Gesundheit erforderlich sind. Auf jeden Fall ist es lohnend, sich mit Linus Pauling auseinanderzusetzen. Sein Buch »Das Vitamin-Programm« ebenso wie das Standardwerk »Burgersteins Handbuch Nährstoffe« bieten Gelegenheit dazu.

Vergleich der empfohlenen täglichen Vitaminaufnahme durch D-A-CH und Megadosen nach Pauling

	D-A-CH	Linus Pauling
Vitamin A (Beta-Carotin)	0,51–,5 mg	6–12 mg
Vitamin B_1 (Thiamin)	0,2–1,4 mg	50–100 mg
Vitamin B_2 (Riboflavin)	0,3–1,6 mg	50–100 mg
Niacin	2–17 mg	300-600 mg
Vitamin B_6 (Pyridoxin)	0,1–1,9 mg	50–100 mg
Vitamin B_{12} (Cobalamin)	0,4–4 µg	100–200 µg
Vitamin C (Ascorbinsäure)	50–150 mg	1000–1800 mg
Vitamin D (Calciferol)	5–10 µg	20 µg
Vitamin E (Tocopherol)	3–17 mg	800 mg
Biotin	5–60 µg	–
Vitamin K (Phyllochinon)	4–80 µg	100 µg
Folsäure	60–600 µg	800 µg
Pantothensäure	2–6 mg	100–200 mg

Orthomolekulare Medizin – Institute, Adressen

In den USA, aber auch in Deutschland und der Schweiz haben sich Ärztegesellschaften etabliert, die sich mit Prävention, supplementärer Medizin, mit Vitaminen, Mineralstoffen, Spurenelementen und anderen orthomolekularen Substanzen beschäftigen und regelmäßig Fortbildungsveranstaltungen durchführen. Über die Adressen werden auch Kontakte zu Medizinern vermittelt, die eine Praxis in der Nähe Ihres Wohnsitzes führen. Die größten Gesellschaften sind in den USA beheimatet. ACAM und AHMA weisen über 30 000 ärztliche Mitglieder auf.

Deutsche Gesellschaft für Orthomolekulare Medizin
NordCarree 9, D-40477 Düsseldorf, Telefon 0211 474 6116
E-Mail: info@dgom.de

Fachgesellschaft für Ernährungsheilkunde und Orthomolekulare Medizin (FEOS)
Sprüngli-Weg 9, CH-8802 Kilchberg, Telefon 044 716 48 30
E-Mail: office@feos.ch

Kindernahrung und die Vitamine

Die EU-Verordnung über Getreide-Beikost und andere Beikost für Säuglinge und Kleinkinder gibt vor, die »Qualitätsstandards von Produkten für Kleinkinder zu erhöhen und zu stabilisieren und auf wissenschaftliche Grundlagen zu stellen«. Sie schreibt Form und Menge der Eiweißquellen, Fette und Kohlenhydrate vor und legt Mindestgehalte an Vitaminen, Spurenelementen und Mineralstoffen fest. Diese Normen sind aber durch Lebensmittel, durch Getreide, Gemüse und Obst, nicht zu erreichen. Also müssen Beikost und Säfte für die Kleinen mit synthetischen Zusätzen – Vitamin A, Vitamin C, Vitamin B_1, Jod, Eisen, Zink – angereichert werden. Welch unsinnige Formen diese Nachbesserung der Natur annimmt und vor welchem Hintergrund sie stattfindet, sei hier kurz aufgezeigt.

In Gemüsesäften, wie etwa von Karotten und Roten Rüben, ist Vitamin C von Natur aus in geringen Mengen vorhanden. Beide Säfte haben aber unbestritten andere Qualitäten. Es ist sogar davon auszugehen, dass der hohe Gehalt an Vitamin A (Beta-Carotin) und der geringere an Vitamin C als Vorsehung der Natur den ganz speziellen Wert einer Karotte ausmachen. Doch solcher Respekt ist den EU-Nahrungsmittel-Nivellierern fremd. Das bedeutet, dass Karottensaft für Kinder unter drei Jahren nur noch mit Ascorbinsäure vitaminisiert auf den Markt kommen darf, was übrigens auch für Apfelsaft gilt. Die Anforderungen für die geforderten Gehalte erfüllen beim Vitamin C Orangensaft und bei den Vitaminen C und A Tomatensaft. Beide sind jedoch wegen ihrer hohen Säuregehalte für die Kleinkinderernährung eher ungeeignet.

Bei Gemüse und Obst bevorzugen viele Haushalte als Ernährungsgrundsatz nicht nur für Kleinkinder auch heute noch Frischprodukte. Sie sind gut beraten. Viel weiter verbreitet ist jedoch die Getreidebeikost für die Kleinen, die in der Regel nur noch mit Wasser angerührt wird. Hier legt die EU für den Getreideschleim einen Mindestgehalt an Vitamin B_1 (Thiamin) fest, wie er im fertigen Brei enthalten sein muss. Die Verordnung lässt erkennen, dass Experten am Werk waren: Die geforderten Werte an Thiamin in µg pro 100 g, umgerechnet auf den Energiewert des Getreides in kcal, kann gerade Hafer theoretisch knapp erfüllen, was in der praktischen Umsetzung jedoch Probleme bringt. Reis, Weizen, Gerste und Dinkel weisen ein Defizit von 10 Prozent, Hirse und Roggen eines von knapp 20 Prozent auf.

Die tägliche Dosis Vitamine in Lebensmitteln

Vitamin D-A-CH- Empfehlung	Hohe Gehalte in:	Tagesbedarf für Erwachsene in:
Vitamin A 1,0 mg	Leber, Butter, Thunfisch, Käse	Mahlzeit mit Leber; 120 g Thunfisch
Beta-Carotin 6,0 mg	Karotten, Grünkohl, Aprikosen, Spinat	60 g Nüssli (Feldsalat), 1 kleine Karotte; 1 grosse Karotte; 120 g Grünkohl; 160 g Spinat
Vitamin E 15 mg	Weizenkeim-, Sonnenblumenöl, Mandeln, Nüsse	1 EL Weizenkeimöl oder 2 EL Sonnenblumenöl, 50 g Mandeln, Nüsse
Vitamin K 60 µg	Sauerkraut, Rosenkohl, Spinat, Kopfsalat	Je 1 Portion Sauerkraut, Kopfsalat oder Spinat
Vitamin B_1 1,3 mg	Weizenkleie, Erbsen, Haferflocken, Kartoffeln	Kartoffeln und Meerfisch, 2 EL Weizenkleie
Vitamin B_2 1,5 mg	Erbsen, Champignons, Camembert	100 g Erbsen und 150 g Lachs; 200 g Camembert
Vitamin B_3 15 mg	Erdnüsse, Lachs, Huhn	100 g Erdnüsse; je 1 Portion Lachs oder Huhn
Vitamin B_6 1,5 mg	Weizenkeime, Linsen, Lachs, Kartoffeln, Bananen	200 g Linsen; 40 g Weizenkeime; Kartoffeln und Lachs
Vitamin B_{12} 3,0 µg	Milch, Käse, Seefische, fermentierte Lebensmittel	1 Portion Hering oder Forelle; 50 g Käse und 1 Glas Milch
Pantothensäure 6 mg	Hering, Erbsen, Avocados	1 Avocado und 1 Stück Vollkornbrot; 1 Hering
Biotin 50 µg	Haferflocken, Ei, Avocado, Sojabohnen	50 g Haferflocken; 1 Ei; 1 Portion Sojabohnen
Folsäure 400 µg	Weizenkeime, Spinat, Fenchel, Kichererbsen	80 g Weizenkeime; 2 Scheiben Vollkornbrot und 1 Portion Spinat
Vitamin C 130 mg	Sanddorn, Hagebutte, Paprika, Grünkohl, Orange, Zitrone	2 EL Sanddorn oder Hagebutte; 1 Portion Paprika oder Grünkohl

Vitamine, Farben und Düfte im Gleichklang

Schwebt durch Ihre Küche auch öfter der Duft von Knoblauch, Oliven, Kapern und frischem Basilikum? Bringen die leuchtenden Farben von Obst, Gemüse und Kräutern die richtige Stimmung für ein genussvolles Mahl? Gut so, denn von den Düften, Aromen und Farben gehen wundersame Wirkungen aus, die Körper und Seele erfreuen und uns gesund erhalten.

Sekundäre Pflanzenstoffe, auch bioaktive Substanzen genannt, sind die in Lebensmitteln enthaltenen gesundheitsfördernden Stoffe ohne Nährwertcharakter wie Farb-, Duft-, Geschmacks-, Schleim- und Bitterstoffe. Sie geben kraftvolle Signale in der Natur, wie zum Beispiel die orange-gelb-roten Farben der Carotinoide, wie sie etwa in Karotten, Paprika, Kürbis, Aprikose, Hagebutten oder Vogelbeeren vorkommen. Aber auch hinter der grünen Farbe beispielsweise der Brennnessel oder des Kohls verbergen sich die orangen Substanzen, die vom grünen Chlorophyll überdeckt werden.

Zur Gruppe der Carotinoide gehören neben dem Beta-Carotin das vor allem in Tomaten vorkommende Lycopin sowie die gelben Farbstoffe Lutein und Zeaxanthin.

Das orangefarbene Beta-Carotin hat eine ebenso enge Beziehung zu Farbe wie zu Wärme. Es spielt überall dort eine Rolle, wo der Mensch mit der Außenwelt in Kontakt tritt: in der Haut, den Augen, den Schleimhäuten und dem Organ, das am meisten mit Fremdstoffen und Giften zu tun hat, der Leber. Carotinoide schützen vor sogenannten freien Radikalen, die maßgeblich an der Entstehung von Herz-Kreislauf-Erkrankungen und Krebs beteiligt sind. Die Vitamine C, E, Phenolsäure und die Carotinoide durchbrechen diesen Teufelskreis, indem sie die freien Radikale unschädlich machen (siehe Seite 38). Die gelben Farbstoffe Lutein und Zeaxanthin sind zudem wichtige Heilmittel bei Netzhauterkrankungen der Augen.

Ebenso präsent in der Natur wie die orange-gelb-roten Carotinoide sind die rot-violett-blauen Farbstoffe, die Anthocyane. Sie gehören wie die gelben Flavonoide der Zitrusfrüchte und die Phenolsäuren in Kaffee und Tee zur Gruppe der Polyphenole. Ob Rote-Beete- (Randen-), Holunder- oder Heidelbeersaft, ob Traubensaft oder Rotwein, immer sind die Pflanzenpigmente Anthocyane (griech. *cyan*, »blau«) dabei. Die verschiedenen Abstufungen vom Rot zum Blau variieren stark, was wir besonders schön bei der herbstlichen Verfärbung der Blätter sehen können. Die Anthocyane kommen nicht nur in Früchten und Gemüsen, sondern auch in vielen Blüten (Rittersporn, Eisenhut,

Malven, Mohn, Rosen, Veilchen und so weiter) vor. Die Naturheilkunde macht geltend, dass gerade die rot-blauen Farbstoffe die Sauerstoffzufuhr der Zellen verbessert. Deshalb werden Rote-Beete-, Trauben- oder Holunderkuren auch als Zusatztherapie bei bösartigen Geschwulsten empfohlen.

Die Forschungen der letzten Jahre haben immer deutlicher gezeigt, dass diese bioaktiven Substanzen auch im Organismus des Menschen eine wichtige Rolle spielen. Sie können in verschiedene Stoffwechselabläufe eingreifen und den Körper dabei unterstützen, Krankheiten abzuwehren. Ihre positiven Eigenschaften liegen unter anderem darin, dass sie der Krebsentstehung vorbeugen, unerwünschte Bakterien abwehren, unsere Abwehrkräfte stärken, entzündungshemmende, blutdrucksenkende, verdauungsfördernde Wirkung ausüben, den Blutzuckerspiegel regulieren, Blutgerinnsel und Ödeme verhindern und das Risiko von Herz-Kreislauf-Erkrankungen verringern. Einige Verbindungen bremsen die Bildung krebserregender Substanzen wie Nitrosamine oder Schimmelpilzgifte, neutralisieren freie Radikale und regen zudem körpereigene Entgiftungsenzyme an, um gesundheitsschädigende Stoffe zu zerstören.

Bioaktive Substanzen und ihre Wirkungen	
Carotine (Lutein, Lycopin) Karotten, Tomaten, Aprikosen, Mangos, Kürbis, Salat, Spinat	Schutz vor Infektionen, freien Radikalen, Umweltgiften, Herz-Kreislauf-Erkrankungen, Stärkung des Abwehrsystems, Erkrankungen der Netzhaut des Auges
Glucosinolate Meerrettich, Kresse, Senf, Kohl	Verhindern Infektionen der Harn- und Atemwege, bremsen die Bildung krebserregender Substanzen
Phytoöstrogene (Lignane) Getreide, Kürbiskerne, Bohnen, Hopfen	Schützen vor hormonell bedingten Krankheiten wie Brust- und Prostatakrebs

Bioaktive Substanzen und ihre Wirkungen	
Phytosterine Sonnenblumenkerne, Nüsse, Sesam, kaltgepresste Pflanzenöle, Kaktusfeigen	Schützen vor Dickdarmkrebs, senken den Cholesterinspiegel, wirken positiv auf Blase und Prostata
Polyphenole (Flavonoide, Anthocyane) Grüntee, Kirschen, Heidelbeeren, Preiselbeeren, Spargel, Olivenblätter, Rotkohl, Zwiebeln, Weintrauben, Rotwein	Hemmen das Wachstum von Bakterien und Viren, schützen vor Krebs, Herzinfarkt und Infektionen, beeinflussen die Blutgerinnung (Cumarine)
Phytinsäuren Getreide, Leinsamen, Hülsenfrüchte	Entzündungshemmend, beugen Zellschädigungen vor. Werden heute nicht nur kritisch als Mineralienbinder gesehen.
Protease-Inhibitoren Kartoffeln, Hülsenfrüchte, Getreide	Beugen Entzündungen vor und regulieren den Blutzuckerspiegel
Saponine Sojabohnen, Spargel, Rosmarin, Salbei, Erbsen, Linsen	Senken den Cholesterinspiegel, stärken die Abwehrkräfte, schützen vor Dickdarmkrebs
Sulfide Zwiebeln, Lauch, Knoblauch, Meerrettich	Beugen Infektionen vor, senken den Cholesterinspiegel, schützen vor schädlichen Oxidationen, Krebs, Herzinfarkten, Hirnschlag, hemmen die Blutgerinnung
Terpene Pfefferminze, Kümmel, Limonen, Aprikosen, Zitronen, Orangen, Weintrauben	Senken das Krebsrisiko, kurbeln den Stoffwechsel an

Hormone, Vitamine und Mineralstoffe im Zusammenspiel

Bei allen Lebewesen sind als Auslöser von geistigen und emotionalen Regungen (Lernen, sexuelle Lust, Lebensfreude und so weiter) und körperlichen Funktionen (Blutdruck, Haarwuchs, Stoffwechsel und so weiter) Hormone zur Stelle, die vielfach in den Mineral- und Vitaminstoffwechsel eingreifen. Vitamin D ist sogar nur in der hormonellen Form als Cholecalciferol (D_3) für den Körper verfügbar, was auch für einige B-Vitamine gilt.

Die Tocopherole (Vitamin E) nehmen Einfluss auf die Hypophyse, das Steuerungsorgan der Hormondrüsen des Körpers, sind also unentbehrlich bei der Auslösung von Hormonwirkungen. Jod ist der entscheidende Faktor für die Bildung der Schilddrüsenhormone, Kobalt für die Serotonin-Synthese – um nur einige Beispiele zu nennen. Sowohl jene Hormone, die an bestimmte Organe gebunden sind (Schilddrüse, Bauchspeicheldrüse, Nebennierenrinde), als auch die Botenstoffhormone (Neurotransmitter) können ihre Arbeit also nur verrichten, wenn Vitamine, Mineralstoffe, Spurenelemente und eine Vielzahl von Enzymen auch mitspielen (siehe Seite 79). Deshalb hier ein Überblick der wichtigsten Hormone und Botenstoffe:

Acetylcholin
Botenstoff für Lernen, Denken und Gedächtnis. Wurde 1920 als erster Botenstoff entdeckt. Das Atropin der Tollkirsche hemmt Acetylcholin und macht schließlich seine Funktion unmöglich. Pantothensäure ist für die Bildung von Acetylcholin unentbehrlich.

ACTH (Adrenocorticotropes Hormon)
Stimuliert die Nebennierenrinde zur Hormonausschüttung, wird vor allem in den USA als Intelligenzförderer vermarktet.

ADH (Antidiuretisches Hormon)
Verhindert die Diurese, die Entwässerung des Körpers. Bremst die Nieren und erhöht den Blutdruck. Ohne ADH müssten wir 40 Liter Flüssigkeit pro Tag trinken.

Adrenalin
Psychisch und körperlich stark aktivierender Botenstoff, Stresshormon.

Aldosteron
Reguliert Mineralstoffe im Körper, den Wasserhaushalt und den Blutdruck.

Androgene
Männliche Sexualhormone.

Angiotensin
Blutdrucksteigerndes Gewebshormon.

Calcitonin
Reguliert den Calcium- und Phosphathaushalt, an dem auch Vitamin D und das Parathormon beteiligt sind

Cortisol (Cortison)
Entzündungshemmender Botenstoff, der auch entgiftend wirkt. Fungiert zudem als Stresshormon und ist auf die Anwesenheit von Pantothensäure angewiesen.

Dopamin
Führt zu Fantasie und Kreativität, verwischt die Grenzen zwischen Genie und Wahnsinn.

Endorphine
Körpereigene Morphiummoleküle. Sie stillen Schmerz, heben die Stimmung und tragen zum Glücksgefühl bei.

Endovalium
Das körpereigene Valium, das sedierend, entspannend, angstlösend wirkt, arbeitet mit GABA zusammen.

GABA (Gammaaminobuttersäure)
Hauptbotenstoff im Gehirn, bringt Beruhigung.

Gestagene
Weibliche Sexualhormone

Glucagon
Hauptgegenspieler oder besser: ein wichtiger Ausgleichsfaktor des Insulins, erhöht den Blutzucker.

Glutaminsäure
Chemisch eine Aminosäure, wirkt als ein anregender Neurotransmitter im Gehirn, steht als Syntheseprodukt im Glutamat im Verdacht, Migräne auszulösen.

Glycin
Chemisch eine Aminosäure, übt hemmende Wirkung auf Synapsen aus.

Gonadotropine
Sie kommen aus der Hypophyse und stimulieren Sexualhormone und Sexualorgane.

Histamin
Ein Botenstoff, der auf der Haut allergische Reaktionen auslöst, der die Magensäure reguliert und im Gehirn das emotionale Verhalten beeinflusst.

Insulin
Fördert die Glucoseverwertung im Organismus und senkt dadurch die Blutzuckerkonzentration, den Blutzuckerspiegel.

Kinine
Gruppe von Hormonen, die Spermien und Uterus stimulieren und bei Verletzungen Schmerz anzeigen.

Melanin
Ein Pigmentmolekül, das die Farbe der Haut, der Augen und der Haare prägt.

Melatonin
Macht ruhig, müde, bereitet bei den Tieren den Winterschlaf vor und läutet bei den Menschen die Winterdepression ein. Prägt den Biorhythmus.

MSH (Melanocytenstimulierendes Hormon)
Pigmenthormon, das mit Hilfe der Sonne antidepressiv wirksam ist.

Noradrenalin
Allgemein aktivierend, stimmungshebend, antidepressiv, Stresshormon.

Östrogen
Weibliches Hormon, das nicht nur die Frau, sondern jeder Mann produziert. Unterstützt viele Körperfunktionen, ist stimmungsaufhellend, prägt das weibliche Aussehen und Verhalten.

Parathormon
Hormon der Nebenschilddrüse, Gegen- und Mitspieler des Calcitonins.

Schilddrüsenhormon (Thyroxin, Trijodthyromin)
Stark anregende, dynamisierende und energieverbrauchende Hormone mit Wirkung auf den ganzen Körper.

Secretin
Ein Botenstoff, der Magen und Darm zur Verdauungstätigkeit anregt.

Serotonin
Ein Neurotransmitter, der für innere Ausgeglichenheit und Ruhe sorgt. Wirkt schlafregulierend.

Sexualhormone
Östrogen, Gestagen und Progesteron sind die bekanntesten weiblichen Hormone, Testosteron ist das typisch männliche Hormon. Bei Frau und Mann kommen in unterschiedlichen Anteilen alle vor.

STH
Somatotrophes Hormon (Wachstumshormon), bestimmt unsere Körpergröße; auch im Erwachsenenalter ist es aufbauend aktiv.

Testosteron
Typisch männliches Hormon. Sorgt für kräftigen Körperbau, ist sexuell erregend, fördert in hoher Konzentration die Aggressivität und die Gewichtszunahme.

Thymushormone
Thymus galt im griechischen Altertum als Sitz des Gemüts. Von der Thymusdrüse werden Thymuslymphozyten und Peptidhormone in Umlauf gebracht, die die körpereigene Abwehr gegen Krankheiten stärken.

Zirbeldrüsenhormone
Auch beim Menschen dringen Lichtimpulse durch Haut und Schädelknochen zur Zirbeldrüse, die zudem Reize über den Sehnerv empfängt. Das wichtigste Hormon der Zirbeldrüse ist das Melatonin, doch auch Noradrenalin ist vertreten. Die Zirbeldrüsenhormone beeinflussen Stimmung und Antrieb und damit unseren Biorhythmus.

Am Anfang war die Lust

Die Lust ist die Erstgeborene, heißt es im Atharnaveda, einem der ayurvedischen Weisheitsbücher. Das Prinzip Lust ist Leitschnur und Wegweiser von Geburt an.

Die Lust ist tief verankert im limbischen System unseres Gehirns. Sie beeinflusst unser Verhalten, unser Denken und Fühlen, sie ist Teil eines Überlebensprogramms des Körpers, mit dem er die Gesundheit sichert. Lustempfindungen, jeder sinnliche Genuss, geben dem Organismus die Rückmeldung von Lebendigkeit und stärken so die Abwehrkräfte. Die Lebenslust hält uns also Krankheiten vom Leibe. Und sie ist in einer Kultur der hektischen Betriebsamkeit, die das Verlangen nach Verfügbarkeit von allem, zu jeder Zeit und mit geringster Anstrengung propagiert, in Gefahr. Sie droht uns als wichtige Antriebsfeder vieler Lebensbereiche und Verhaltensweisen verlorenzugehen oder wird als Mittel der Manipulation und Werbeverführung für Ungesundes und Unnötiges pervertiert.

Die Zeit ist zu unserem kostbarsten Gut geworden – kostbarer als Gesundheit, kostbarer als Leben. Wir sollten uns entschieden gegen Tendenzen wehren, wonach wir für die Zubereitung unserer Nahrung und für das Essen noch weniger Zeit aufwenden müssen, und gegen die Verheißung, dass es ohne die Ingenieure des Food Design nicht mehr geht. Quick und Light, Convenience und Functional, Fast und Junk führen uns nur weiter in die Sackgasse, aus der es schnell einmal kein Entrinnen mehr gibt. Schaffen wir in unserer Küche Raum für die Heiterkeit und Leichtigkeit des Mediterranée und lassen wir unsere Sinne durch Kräuter, Früchte, Gemüse und Gewürze – auch exotische – anregen.

Die Lust ist die Erstgeborene. Weder Götter noch Ahnen, noch Menschen kommen ihr gleich. »Oh, Lust, du bist unermesslich, denn du wohnst in allen Lebewesen. Ich verneige mich vor dir« (4. Buch Atharnaveda). Konsum und Maßlosigkeit und der Verlust von Sinnbildern, Rhythmen, Ritualen und die Schlaraffisierung des Alltags haben die Urkraft der Lust in Verruf gebracht – zu Unrecht!

Wir können die geruhsame sinnliche Lust gegen den universellen Wahnsinn des Fast Life und des Fast Food verteidigen. Dann tragen wir den Bazillus des sinnlichen Vergnügens weiter und verweigern die Gefolgschaft dort, wo die Lust in Gefahr ist.

Rhythmus und Maß wiederfinden

In unserem Organismus findet ein ständiger rhythmischer Wechsel von Zuständen statt: Aktivität und Ruhe, Energieaufnahme, Verarbeitung und Abbau, Zellwachstum und -teilung und vieles mehr. Wo wir hinschauen – Rhythmen durchdringen uns und die gesamte Natur. Alle Lebensvorgänge fügen sich in ihrem zeitlichen Ablauf in eine umfassende physikalische und kosmische Ordnung ein. Sie folgen dem Wechsel der Jahreszeiten, den Mondphasen, dem Tagesrhythmus.

Die Entwicklung unserer Kultur ist geprägt durch immer größere Leistungen pro Zeiteinheit – beim Menschen wie beim Computer. Lasst uns noch schnell etwas essen – Tempo, quick, fast, dalli dalli bitte. Geschwindigkeit und Zeitersparnis sind zum Wert an sich geworden. Ihr Sinn wird nicht mehr in Frage gestellt.

Der Mensch ist, wie alles Leben, ein rhythmisches Wesen. Wir atmen, das Herz schlägt, Schlafen und Wachen, der weibliche Zyklus und vieles mehr vollziehen sich rhythmisch und sind eingeordnet in übergeordnete Rhythmen und kosmische Gesetzmäßigkeiten wie Tag und Nacht, den Mondumlauf um die Erde und den der Planeten um die Sonne.

Ernährung ist mehr als Erbsenzählen

Die Botschaften der internationalen Ernährungsgesellschaften kommen nicht an. Mehrmals am Tag solle man gefälligst Obst und Gemüse essen, damit es nicht zu Vitalstoffmängeln komme, ist vielerorts zu lesen und zu hören. Allerdings ist bei der Deutschen Gesellschaft für Ernährung offensichtlich Ernüchterung eingetreten. So konnte man vor einiger Zeit mit Erstaunen lesen: »Einen unmittelbaren Nachweis, dass eine Intervention mit Gemüse und Obst das Risiko von Krebs oder auch anderen chronischen Erkrankungen senkt, gibt es derzeit nicht. Ebenso fehlen epidemiologische Daten, die belegen, dass eine Änderung der Ernährungsgewohnheiten im Sinne einer Erhöhung des Gemüse- und Obstverzehrs im Erwachsenenalter das Erkrankungsrisiko für Krebs und andere chronische Krankheiten zu senken vermag.« Vielleicht hätte etwas weniger verklausulierte Wissenschaftlichkeit und etwas mehr Freude am Essen den erwünschten Effekt. Unsere tägliche Nahrung besteht nicht aus Erbsenzählen, sondern sollte von Lebenslust, Rhythmus, Maß und Dankbarkeit begleitet sein. Doch das bedeutet etwas mehr als einen Zählrahmen bedienen.

Dem Bedürfnis des Menschen, seinen Rhythmus zu finden, stehen Anforderungen einer wissenschaftlich-technischen Welt entgegen, die auf Linearität, strenge Reproduzierbarkeit und gute Vermarktbarkeit ausgelegt ist. Das hat Auswirkungen auf die innere biologische Uhr, unseren Lebensrhythmus und damit auf die Mahlzeiten und das Essverhalten. Wir drohen aus dem Rhythmus zu geraten und das Maß zu verlieren. Das tägliche Brot müsste doch mehr sein als kontinuierliche Nahrungs-, Vitamin- und Mineralienaufnahme, als Bedürfnisbefriedigung, Naschen und Schlecken! Wir essen nicht nur, um zu überleben, sondern essen ist auch ein Weg, ist Spiritualität – eingebunden in Raum, Zeit, Rhythmus, Natur und Gemeinschaft. Eine Besinnung auf ursprüngliche Werte ist ein Weg mit steinigem Pflaster. Unserer Gesundheit zuliebe sollten wir ihn in Angriff nehmen.

Vitaminähnliche Substanzen

Neben den bioaktiven Wirkstoffen, die natürliche Bestandteile von Lebensmitteln sind (siehe Seite 86), gibt es noch eine Reihe von Substanzen, die vitaminähnliche Wirkungen im Körper haben oder denen solche nachgesagt werden. Die essenziellen Vitamine müssen mit der Nahrung aufgenommen werden, da sie der Körper nicht oder nur in unzureichender Menge produzieren kann. Die Substanzen, die wir hier als Erweiterung zu den Vitaminen vorstellen, erfüllen häufig wichtige Aufgaben im Körper, können aber meist aus Aminosäuren, anderen körpereigenen Substanzen oder beispielsweise aus Hefen hergestellt werden. Ein therapeutischer Einsatz kann sinnvoll sein.

Hier ein kurzer Überblick:

Cholin und Inosit, die in die erweiterte Gruppe der B-Vitamine gehören und gern als Fettkiller bezeichnet werden. Sie sind beide Bausteine des Lecithins und in hohen Konzentrationen in Leber, Galle und Sperma vorhanden. Sie sorgen dafür, dass die Fettsäuren im Organismus flüssig bleiben und auch die letzte Zelle damit versorgt wird. Inosit ist in Bierhefe und Hefepräparaten enthalten.

Orotsäure (Vitamin B_{13}), die in Milch enthalten ist und in allen Zellen gebildet werden kann.

Rutin, ein Bioflavonoid, das die Blutgefäße stärkt, antioxidativ wirkt und in Kirschen, Himbeeren, Orangen und Roten Rüben vorkommt.

DHEA (Dehydroepiandrosteron) gehört zur Gruppe der Steroidhormone, die von den Nebennieren produziert werden. In diesen Bereich gehören beispielsweise auch viele der als Dopingmittel verwendeten Hormone. Es ist vorstellbar, dass hochwirksame Steroidhormone gezielt von ausgewiesenen Fachleuten in der Therapie eingesetzt werden. Es gibt beispielsweise vielversprechende Ansätze, wonach DHEA bei der Autoimmunerkrankung Lupus erythomatodes helfen könnte. Hormone mit komplexen Wirkweisen jedoch per Internet oder als Nahrungsergänzungsmittel in Drugstores zu verkaufen, wie in den USA üblich, ist unverantwortlich. Die Folgerung von Dr. med. Arthur Feinberg, dem Mitherausgeber des »New England Journal of Medicine«, ist daher nachzuvollziehen: DHEA besitzt das Potenzial für irreversible Nebenwirkungen. Da es keine überzeugenden Beweise für irgendeinen Nutzen gibt, ist er der festen Meinung, dass die Menschen es nicht als Nahrungszusatz verwenden sollten.
Taurin (2-Aminoethansulfonsäure): Hohe Taurinkonzentrationen befinden sich im Herz, im Zentralnervensystem und in der Netzhaut des Auges. Der Körper ist allerdings in der Lage, Taurin aus der Aminosäure Cystein selbst zu bilden. Taurin wurde vor mehr als 180 Jahren erstmals aus Ochsengalle gewonnen und erhielt daher seinen Namen – abgeleitet von *tauros*, »Stier«. Taurin ist heute Bestandteil von Energy Drinks. Ob das Ochsengallenisolat wirklich belebend, entgiftend und leistungssteigernd wirkt, ist nicht nachgewiesen.
PABA (para-Aminobenzoesäure) wurde erstmals in Hefe aufgespürt. Sie ist für jene Organismen lebensnotwendig, die nicht von der Folsäure in der Natur leben, sondern das Vitamin selbst herstellen. Es ist jedoch ungerechtfertigt, PABA selbst zum Vitamin BH hochzustilisieren. Dieses Schönheitsvitamin soll zu glatter, gesunder Haut ohne Falten, vollem, farbkräftigem Haar und gesundem Aussehen verhelfen und zudem die Haut vor Sonnenbrand und Krebs schützen. Doch gerade der Einsatz in Sonnenschutzmitteln ist nicht unproblematisch, da PABA zum einen Allergien auslösen kann und zum anderen nicht gegen die UVB-induzierte Unterdrückung des Immunsystems schützt (nach »Journal of Investigative Dermatology«).
Das **Co-Enzym Q_{10}** (QCo_{10}) ist ein Stoff, der sich auf natürliche Weise im menschlichen Körper befindet. Weil QCo_{10} in der Natur überall zu finden ist und aufgrund seiner Chinonstruktur ähnlich der des Vitamins K, wird es auch als Ubichinon bezeichnet. QCo_{10} kann vom Körper selbst hergestellt werden; es gibt jedoch Situationen, wo diese Leistung nicht ausreicht. Das Co-Enzym Q_{10} wird therapeutisch bereits vielfältig eingesetzt bei Krebs, Magengeschwüren, Allergien, Bluthochdruck und Zahnwurzelerkrankungen.

Mineralstoffe und Spurenelemente

Der Mensch besteht hauptsächlich aus Wasser. Doch im Vergleich etwa zu den Vitaminen sind die Mineralien und sogar die Spurenelemente von der Menge her im menschlichen Körper durchaus repräsentativ vertreten: 1,3 kg weißes kristallines Calcium, 1,0 kg rotbrauner Phosphor, 190 g gelber Schwefel, 130 g Kalium, 100 g Natrium und Chlor, 40 g silberweißes Magnesium, 4 g schwarzgrau glänzendes Eisen, graues Zink, dazu eine Prise rötliches Kupfer, silbriges Chrom, braunes Selen, roter Kobalt, Mangan, Jod, Molybdän, Silizium und gelbgrünes Fluor.

Mineralstoffe und Spurenelemente sind wie die Vitamine fundamentale Bausteine und kreative Mitwirkende unserer Lebenswelt. Sie sind für den Aufbau und die Funktion des Körpers unentbehrlich. Ohne eine ausreichende Zufuhr sind lebenswichtige Stoffwechselvorgänge nicht möglich. Mineralstoffe werden als Baustoff für das Wachstum benötigt. Da sie vom Körper nicht selbst hergestellt werden können, müssen wir die laufenden Verluste durch Körperausscheidungen wie Kot, Urin und Schweiß mit unserer Nahrung oder über Nahrungszusätze ausgleichen.

Mineralstoffe werden in Mengenelemente und Spurenelemente eingeteilt. Die Mengenelemente, die im Körper bis zu mehr als 40 g gespeichert sind, bilden Calcium, Chlor, Kalium, Magnesium, Natrium, Phosphor. Häufig kommen auch die englischen Bezeichnungen Sodium für Natrium und Potassium für Kalium ins Spiel.

Zu den Spurenelementen gehören Chrom, Eisen, Fluor, Jod, Kobalt, Kupfer, Mangan, Molybdän, Nickel, Schwefel, Selen, Silizium, Vanadium und Zink. Als Spurenelemente werden solche Mineralien bezeichnet, deren täglicher Bedarf 50 mg nicht überschreitet. Phosphor und Schwefel werden als nicht mineralische Elemente in der Regel nicht den Mineralien oder Spurenelementen zugerechnet. Wegen ihrer Bedeutung im Stoffwechsel und ihrer Wechselwirkungen mit anderen Elementen haben wir sie jedoch berücksichtigt.

Die wichtigsten Aufgaben der Mineralstoffe und Spurenelemente

- Sie bauen Knochen und Zähne auf und halten sie durch ständige Erneuerung funktionsfähig.
- Sie sind für die Druckverhältnisse (osmotischer Druck) des Blutes und anderer Körpersäfte verantwortlich.
- Sie schaffen bestimmte Löslichkeitsbedingungen.
- Sie wirken zusammen mit den Vitaminen und Enzymen bei vielen Stoffwechselvorgängen und Organfunktionen mit.
- Als Bestandteil von Co-Enzymen bilden sie Katalysatoren bei vielen Lebensäußerungen. So ist allein Magnesium Bestandteil von mehr als 300 Enzymen.

Obwohl Mineralstoffe und Spurenelemente uns als Bausteine des Körpers und Auslöser von Stoffwechselreaktionen sehr nahe sind, bleibt ihr Wirken im lebendigen Organismus weitgehend ein Geheimnis. Wir wissen, dass Eisen unter dem Einfluss von Sauerstoff und Wasser rostet, wir sind alle schon mit Calcium in Form von Carbonaten als Kreide oder von Sulfaten als Gips in Berührung gekommen oder haben im Physikunterricht erlebt, dass Magnesium als Metall mit hellem Schein verglüht. Doch mit diesem Wissen lässt sich schwer eine Verbindung zum vielfältigen Wirken im Körper knüpfen.

Am besten werfen wir einen Blick auf die Pflanzen- und Tierwelt, um den Schleier etwas zu lüften. Die Pflanzen nehmen Mineralien durch ihre Wurzeln auf, leiten sie durch den Stengel nach oben, lösen sie in Säften auf, ordnen sie in die verschiedenen Verbindungen ein und bestimmen ihren Wirkungsort: Das Mineral oder Spurenelement wird Bestandteil eines übergeordneten Ganzen, des Pflanzenorganismus. Jede Pflanze ist in der Lage, Mineralien und auch Vitamine aufzunehmen und damit eine eigene Struktur aufzubauen. Ähnlich verhält es sich mit Mineralien im tierischen Organismus.

Mineralhaushalt, elektrische Ströme und die Osmose

Durch die in ihnen gelösten Mineralstoffe werden die Körperflüssigkeiten für elektrische Ströme leitfähig, die auch die feinsten Nervenimpulse auslösen können. Die Mineralstoffe liegen in den Körperflüssigkeiten in Form von Ionen, elektrisch geladenen Teilchen, vor. Positiv geladene werden Kationen, negativ geladene Anionen genannt. Die Wissenschaft spricht daher auch nicht vom Mineralhaushalt, sondern vom Elektrolythaushalt. Die Elektrolyte beeinflussen den gesamten Stoffwechsel. Die Regulation der Elektrolyte steht in engem Zusammenhang mit dem enzymatischen System, dem Wasser- und dem Säure-Basen-Haushalt mit der Niere als Zentralorgan. Die Körperflüssigkeiten beim Gesunden haben einen ganz bestimmten und konstanten Gehalt an Mineralstoffen und Spurenelementen.

Sind zwei Flüssigkeiten mit unterschiedlicher Konzentration durch eine feinporige, halbdurchlässige Scheidewand voneinander getrennt, so strömt Wasser von der weniger konzentrierten zur höher konzentrierten Lösung. Diesen Vorgang bezeichnet man als Osmose. Er hält so lange an, bis die beiden Lösungen die gleiche Konzentration aufweisen. Die Einhaltung eines normalen osmotischen Druckes, der im Blut von Natriumionen aufrechterhalten wird, ist für den Organismus lebenswichtig.

Haare, Blut und Urin in der Analyse

Seit einigen Jahren wird der Versorgung mit Mineralstoffen und Spurenelementen, aber auch den Schwermetallvergiftungen große Aufmerksamkeit entgegengebracht. Vor allem die Haarmineralanalyse ist dabei in den Vordergrund getreten. Bei der Haarmineralanalyse handelt es sich um den Nachweis von Spurenelementen, Mineralien und toxischen Elementen im Haar. Eine Analyse des Bluts oder des Urins reflektiert den aktuellen Status, was unter Umständen wichtig ist. Die Haarmineralanalyse gibt dagegen Auskunft über den Mineralstoffhaushalt über eine längere Periode und gestattet deshalb einen Einblick in den Stoffwechsel der einzelnen Mineralien und Spurenelemente wie auch der toxischen Elemente.

Die Haarmineralanalyse stellt keine Krankheitsdiagnose dar. Sie weist auf ein Ungleichgewicht in der mineralischen Zusammensetzung hin. Ziel ist, durch individuell abgestimmte Präparate Abweichungen zu korrigieren und toxische Elemente wie Aluminium, Quecksilber, Blei und Cadmium auszuschalten.

Mineralgehalt in Lebensmitteln

Lebensmittel	Gutes Vorkommen einzelner Mineralien
Milch	Calcium, Phosphor, Zink, Chrom, Selen, Molybdän
Natürliche Fruchtsäfte	Kalium, Magnesium, Eisen, Mangan
Fleisch	Eisen, Chrom, Zink
Hülsenfrüchte	Magnesium, Eisen, Chrom, Selen (Linsen), Zink
Meerfisch	Jod, Fluor
Nüsse, Sesam, Sonnenblumenkerne	Calcium, Phosphor, Magnesium, Zink, Kupfer, Mangan, Selen
Bierhefe	Selen, Vitamin-B-Komplex, Calcium, Phosphor
Paranüsse	Selen
Getreide	Magnesium, Kalium, Zink, Chrom, Selen, Mangan, Molybdän, Kupfer
Meeresalgen, Kelp	Jod
Hafer, Hirse	Silizium
Obst	Eisen, Kalium, Magnesium, Chrom, Mangan, Nickel
Gemüse	Kalium, Magnesium, Eisen, Nickel
Rosmarin, Tofu	Calcium
Dattel, Feige	Magnesium in Kombination mit Vitamin D
Weizenkeimlinge	Magnesium
Linsensprossen	Eisen, Selen
Zuckerrübensirup	Magnesium, Eisen
Brennnessel, Trockenfrüchte	Eisen

Auch wenn solche Zusammenstellungen auf die tägliche Ernährung nur bedingt Einfluss nehmen, ist es sinnvoll, sich einen allgemeinen Überblick über die Mineralstoffgehalte wichtiger Lebensmittel zu verschaffen. Dabei gibt es natürlich Unterschiede zwischen den einzelnen Getreiden, Gemüsearten und Obstsorten. So hat Traubensaft mehr Eisen als Apfelsaft, Hirse mehr als Reis. Auch beispielsweise unter den Apfelsorten ist der Gehalt an Mineralien und Vitaminen recht unterschiedlich. Trotzdem bildet die Übersicht eine gute Richtschnur.

Mineralienaufnahme: Was fördert, was hemmt?

Die Fragen der Bioverfügbarkeit und wechselseitigen Beeinflussung werden immer noch viel zu wenig beachtet. Bei den Depotpräparaten für Vitamine, Mineralstoffe und Spurenelemente geht es vor allem darum, eine gegenseitige Hemmung bei der Einnahme zu verhindern, eine Förderung dagegen zu nutzen.

Einfache Beispiele: Die Aufnahme von Eisen und Selen, Zink und Magnesium sowie Kupfer und Vitamin C über Präparate sollte zeitlich getrennt erfolgen, Eisen und Vitamin C beeinflussen sich dagegen positiv. Zu beachten ist, dass im Körper ein Gleichgewicht der Metalle Eisen, Kupfer, Kobalt und Zink besteht. Wird Zink therapeutisch in hohen Dosen aufgenommen, kann das Gleichgewicht gestört werden. Es kommt zu einem Eisen- und Kupfermangel. Umgekehrt können hohe Eisenaufnahmen den Zinkhaushalt des Körpers beeinflussen.

Vitalstoff	Gefördert durch	Gehemmt durch
Eisen	Vitamin C, Cystein, Molybdän	Calcium, Zink, Kupfer, Magnesium, Kobalt, Vitamin E, Kaffee
Zink	Methionin, Cystein (Aminosäuren), Calcium, Vitamine A, B_2	Eisen, Kupfer, Selen, Phytate, Oxalate
Kupfer	Aminosäuren, Lactate, Citrate, Molybdän	Eisen, Molybdän, Zink, Calcium, Vitamine C, Phosphate
Kalium	Magnesium	Koffein
Mangan	Calcium, Zink	Eisen, Calcium, Phosphate, Kupfer
Selen	Vitamin E	Zink, Vitamin C
Molybdän	–	Kupfer, Sulfat
Calcium	Lactose, Vitamin D	Phosphor, Oxalate, Phytate, Natrium, Zucker, Zink, Fluor
Jod	–	Fluor, Brom, Chlor
Magnesium	Kalium, Vitamin B_6, Vitamin D	Eisen, Calcium, Zink, Mangan, Phosphor

Calcium gibt Halt und Festigkeit

Calcium dient zum Aufbau der Knochen, also des Körperskeletts. 99 Prozent des Calciums im Körper – und das sind bei einem 75 kg schweren Menschen in etwa 1300 g – sind in den Knochen lokalisiert. Das Calcium im Skelett und in den Zähnen ist relativ fest und beständig und geht eine Bindung mit Eiweiß ein. Wäre das nicht der Fall, hätten wir komplett weiche Körper ohne die notwendige Festigkeit und Formstabilität, etwa wie tierische Mollusken. Nur ein Prozent des Calciums befindet sich im Gewebe und im Blut, doch auch das ist lebenswichtig. Die Knochenminerale liefern nicht nur die Aufbausubstanz für das Skelett, sondern sind auch ein Reservoir für anderweitigen Bedarf. Zwischen Knochen und Blut – und damit auch mit anderen Teilen des Körpers – findet ein reger Austausch unter streng geregelten Bedingungen statt. So spielt Calcium eine wichtige Rolle als Faktor der Blutgerinnung, bei der Erregbarkeit der Herzmuskeln und Nerven und trägt zur Sekretion einiger Hormone sowie zu Enzymaktivitäten bei. Der Organismus ist daher vordringlich darauf angewiesen, den Calciumspiegel im Blut konstant zu halten. Er besitzt für den Calciumstoffwechsel einen Regulationsmechanismus, an dem Vitamin D, Leber, Nieren, Schilddrüse und Nebenschilddrüsen, die Knochen als Calciumspeicher und der Dünndarm als Resorptionsorgan beteiligt sind.

Der Normalbereich der Calciumkonzentration im Blutplasma beträgt 4,5 bis 5,5 mval/l, was umgerechnet 9 bis 11 mg/dl bedeutet. Bei Calciumwerten im Blut über dem Normalbereich spricht man von einer Hypercalcämie, unter dem Normalbereich liegt eine Hypocalcämie vor. Daraus geht zunächst einmal hervor, dass es im Blutcalciumhaushalt wie im Knochenstoffwechsel nicht nur Calciummangel, sondern auch ein Zuviel des Minerals gibt.

Im Körper kommt Calcium in verschiedenen Formen vor. In den Knochen finden wir die Komplexbindung als Calciumphosphat und Calciumcarbonat; die aktive Form im Calciumhaushalt bildet jedoch das ionisierte Calcium. Die Resorption, Speicherung und Ausscheidung des Calciums erfolgt über Darm, Niere und Knochen. Das fein ausgewogene Regulationssystem erfolgt unter dem Einfluss von Vitamin D (Calciferol), dem Parathormon der Nebenschilddrüse und dem Calcitonin der Schilddrüse.

Die Nebenschilddrüsen produzieren das Parathormon. Das Parathormon und sein Gegenspieler, das Calcitonin aus den C-Zellen der Schilddrüse, regulieren den Calciumhaushalt des Körpers. Wie dieser Regulationsmechanis-

Calcium-Regulationssystem

Parathormon

Aus dem Darm wird vermehrt Calcium resorbiert

Aus den Knochen wird vermehrt Calcium und Phosphat in das Blut abgegeben

Die Nieren resorbieren vermehrt Calcium zurück ins Blut und scheiden gleichzeitig vermehrt Phosphat über den Urin aus

Steigende Konzentration von Calcium im Blut

Parathormon braucht für seine Wirkung Vitamin D

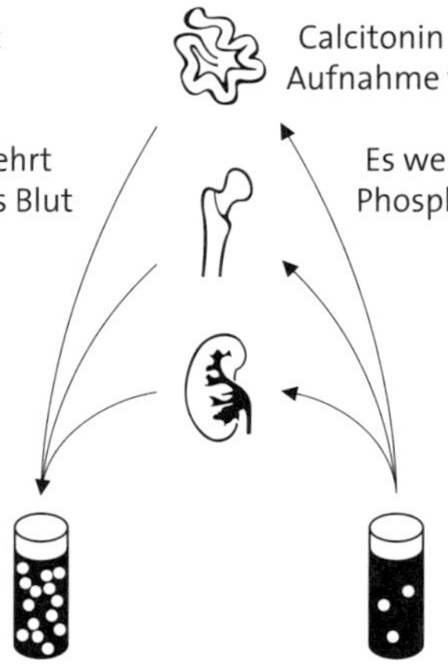

Calcitonin

Calcitonin aus den C-Zellen stoppt die Aufnahme von Calcium aus dem Darm

Es werden vermehrt Calcium und Phosphat in die Knochensubstanz eingelagert

Die Nieren scheiden vermehrt Calcium aus

Sinkende Konzentration von Calcium im Blut

mus funktioniert, kann der Grafik entnommen werden.
Calcium wird in der Regel mit Mangelsymptomen in Verbindung gebracht, selten mit einem Überfluss. Doch auch dieser kann zu bedrängenden Beschwerden führen. Bei einer Überfunktion der Nebenschilddrüsen wird zu viel Parathormon produziert, das für die Regulierung des Calciumspiegels im Blut verantwortlich ist. Dadurch enthält das Blut zu viel Calcium. Die Erkrankung tritt meist gemeinsam mit gutartigen Gewebewucherungen (Adenom) in und um die vier pfefferkorngroßen Nebenschilddrüsen auf. Eine leichte Überfunktion verursacht wenig Beschwerden. Eine schwere Ausprägung kann sich durch Appetitverlust, depressive Verstimmung, Verdauungsbeschwerden und häufiges Wasserlassen zeigen. Da mit dem Urin neben dem Calcium auch vermehrt Kalium ausgeschieden wird, besteht dann eine ernsthafte Gefährdung der Herzfunktionen.

Die viel besprochene Osteoporose ist nicht allein eine Calciummangelkrankheit. Es kann also sicher nichts schaden, sich weitergehende Gedanken zu machen. Proteinreiche Kost erhöht die Calciumausscheidung über die Nieren beträchtlich. Vor allem Proteine mit einem hohen Anteil an schwefelhaltigen Aminosäuren, wie sie besonders in Fleisch, aber auch im Käse vorkommen, bilden im Stoffwechsel Säuren, die das Calcium-Phosphor-Verhältnis stören und eine Entmineralisierung der Knochen auslösen können (siehe Seite 145).

Da in allen Industrieländern zu viel tierisches Eiweiß in Form von Fleisch und Milchprodukten verzehrt wird, liegt hier neben Bewegungs- und Lichtmangel die eigentliche Ursache für Osteoporose und andere degenerative Erkrankungen. Eine weitere Ursache für Calcium- und allgemein Mineralstoff- wie auch Vitaminmangel sind Magen-Darm-Probleme wie Colitis ulcerosa und Morbus Crohn. Das Verhältnis Protein/Calcium und damit Phosphor/Calcium ist weitaus bedeutender als die Calciumzufuhr allein. Eiweiß in einem ausgewogenen Umfang ist zwar wichtig für den Calciumeinbau in den Knochen, doch auch hier ist es eine Frage des Maßes. Der erhöhten Entmineralisierung des Skelettes könnte durch Einschränken des übermäßigen Eiweißkonsums aus tierischen Produkten weitgehend entgegengewirkt werden, wenn zudem mehr Sonne, Licht, Bewegung und eine ausgewogene Ernährung mit viel pflanzlicher Frischkost ins Leben kommen.

Es gibt jedoch noch eine Reihe anderer Faktoren, die die Calciumaufnahme beeinflussen. So hemmen die Nebennierenhormone, vor allem Cortison, die Aufnahme von Calcium aus der Nahrung. Cortison wird in Belastungssituationen ausgeschüttet und gelangt ins Blut, wo es seine Wirkung entfaltet. Dies bezieht sich auch auf Cortison als Medikament, das zu mangelnder Calciumaufnahme beitragen kann. Weitere Hemmfaktoren sind Coffein, Alkohol, Phytin, Phosphate und Oxalsäure.

Das Wachstumshormon/Somatotrophes Hormon (STH) dagegen fördert den Einbau von Calcium in die Knochen, was auch für die männlichen Geschlechtshormone, die Androgene und Testosteron, gilt.

Neben all diesen Faktoren ist vor allem Vitamin D entscheidend am Calciumstoffwechsel beteiligt (siehe Seite 30). Es fördert die Aufnahme von Calcium aus dem Darm, die Einlagerung in den Knochen und die Ausscheidung durch die Nieren. Zu wenig Vitamin D in der Nahrung oder zu wenig ultraviolette Strahlung des Lichts führt zu mangelnder Einlagerung von Calcium in den Knochen. Zu viel Vitamin D, vor allem über synthetisierte Präparate, kann dagegen zu Verhärtungen und Ablagerungen im Organismus, zu Verkalkungserscheinungen führen.

Osteoporose und Cola
Eine US-amerikanische Studie mit 460 im Durchschnitt 15 Jahre alten Mädchen hat bedenkliche Zusammenhänge zwischen dem häufigen Verzehr von Soft- und Cola-Drinks und dem Auftreten von Osteoporose im Alter aufgedeckt. Die Experten um Grace Whyshak (Harvard Medical School, Boston) sind sich darüber einig, dass Osteoporose nicht länger nur als Alterskrankheit angesehen werden darf. Denn auch die sportlich aktiven Cola-Trinkerinnen der Studie wiesen bereits fünfmal häufiger Knochenbrüche auf als diejenigen aktiven Mädchen, die keine Cola-Getränke zu sich nahmen. Die Wissenschaftler vermuten, dass der hohe Phosphatgehalt (Orthophosphorsäure) dieser Getränke empfindlich den Calciumhaushalt im Knochen stört (JOM 3/00 nach Arch Pediatr Adolesc Med 154, 2000).

Oxalsäure und der anticalcifierende Effekt

Die Oxalsäure bildet zusammen mit Calcium unlösliche Calciumsalze, die im Harnsediment als oxalsaurer Kalk beobachtet werden können. Calcium wird durch Oxalsäure im Darm gebunden und ausgeschieden. Die Oxalate sind also zusammen mit den Phytaten und weiteren jene Faktoren, die eine Bioverfügbarkeit von Calcium hemmen und auch die Aufnahme von Eisen etwa aus Spinat behindern. Oxalsäure kann in geringem Umfang auch Calciumionen aus Zähnen herauslösen. Daher kommt auch das stumpfe Gefühl, wenn man auf rohen Rhabarber beißt. Dieser sollte übrigens aufgrund seines im Laufe der Vegetationsperiode ansteigenden Oxalsäuregehalts daher auch nur bis Mitte Juni geerntet werden. Hauptquellen für Oxalsäure sind neben dem bereits erwähnten Rhabarber Tomaten, Spinat, Rote Beete, Sellerie, Tomaten, Spargel und in geringerem Maße Brot und Kartoffeln. Bei den Getränken ist der anticalcifizierende Effekt – wie das die Ernährungswissenschaft nennt – bei Kakao und Schwarztee am größten. Es sei hier jedoch ausdrücklich festgehalten, dass Tomaten, Spinat, Rhabarber, Spargel und vor allem Rote Beete damit nicht grundsätzlich zu meidende Lebensmittel sind – nur sollten sie bei Neigung zu Osteoporose, Rheuma, Arthrose, Gicht und Nierensteinen mit Bedacht genossen werden, was sinngemäß auch für Tee, Kaffee und Kakao gilt.

Um noch kurz auf die Nierensteine zu sprechen zu kommen: Diese bestehen aus Salzen wechselnder Zusammensetzung. Vorwiegend sind es die Salze der Harnsäure (Urate), der Oxalsäure (Oxalate) und der Phosphorsäure (Phosphate).

Funktion und Wirkungsweise

Calcium ist wichtig für den Aufbau von Knochen und Zähnen, die Übertragung von Nervenimpulsen, für die Muskelkontraktion und die Blutgerinnung.

Eine weitere Aufgabe des Calciums im menschlichen Körper besteht darin, die Erregbarkeit und Erholungsfähigkeit der Muskelbewegungen zu regulieren. Bei Übererregung wird oft Calcium verabreicht. Auch die Nieren benötigen Calcium für eine kontinuierliche Funktion als Entgiftungsorgan. Bei Calciummangel kann es daher im muskulären und nervlichen Bereich zu Übererregbarkeit und Überempfindlichkeit kommen.

Zufuhrempfehlungen für Calcium in g

Die Empfehlungen, die D-A-CH für die tägliche Aufnahme von Calcium gibt, liegen bei 1 bis 1,2 g täglich.

Vorkommen von Calcium in mg pro 100 g Nahrungsmittel

Sesamsamen, Tahin	1400	Parmesan	1300
Emmentaler	1200	Sojabohnen	600
Ölsardinen	350	Petersilie, Bierhefe	250
Grünkohl, Nüsse	230	Schnittlauch, Feigen	160
Milch, Yoghurt	120	Oliven, grün	90
Linsen, Spinat	80	Aprikosen, Datteln	70
Fleisch	10	Bananen	8

Mangelzustände, Krankheiten und therapeutischer Einsatz

Calciummangel führt zu erhöhter Blutungsneigung, ist einer der Faktoren für Rachitis und Osteoporose, löst Muskelkrämpfe und eine erhöhte Erregbarkeit des Nervensystems aus und kann Ursache für Karies und Parodontose sein.

Über die hormonelle Steuerung des Einbaus beziehungsweise der Mobilisierung des Calciums besteht eine enge, wechselseitige Beziehung zum Phosphat. Beide Elemente sind Bestandteil des Mineralkomplexes der Knochen und Zahnhartsubstanz. Bei einer Vitamin-D_3-Vergiftung, einer Hypercalcämie oder Überfunktion der Nebenschilddrüse steigt der Calciumgehalt des Blutes krankhaft an, was zu Übelkeit, Verstopfung, Blähungen, Muskelschwäche, Nierensteinbildung und Herzbeschwerden führt. Calcium wird wegen seiner Anti-Histaminwirkung auch bei bestimmten Formen von Allergien eingesetzt. Positive Erfahrungen habe ich bei Nesselfieber gemacht. Falls Calcium therapeutisch eingenommen wird, empfehlen sich dreimal täglich niedrige Dosierungen von etwa 500 mg. Zu beachten ist, dass die organischen Calciumverbindungen wie Calciumcitrat oder Calciumlactat vom Körper besser resorbiert und verwertet werden. Sie sind dem anorganischen Calciumcarbonat vorzuziehen.

Überdosierungen und Gefahren

Bei Überfunktionen der Nebenschilddrüse und bei Vitamin-D-Vergiftungen dürfen keine Calciumpräparate genommen werden.

Der Körper im Rhythmus von Säuren und Basen

Gesundheit bedeutet einen Organrhythmus von Säuren und Basen wie Ebbe und Flut. Deshalb ist auch nicht das eine gut und das andere schlecht. Die Base trägt ihren Namen vom Wortstamm Basis. Basen sind Hydroxide (Verbindung eines Elements mit einer oder mehreren Sauerstoff-Wasserstoff-Gruppen), die sich mit Erdalkalimineralien verbinden. Ihr Geschmack ist seifenartig, wie wir das beim Natron ($NaHCO_3$) erleben können. Sie wirken auf Haut und Schleimhäute quellend. Zu den Basenbildnern zählen die Alkalien Natrium und Kalium und die Erdalkalien Calcium und Magnesium. Die wichtigsten Säurebildner unter den Mineralien sind Phosphor, Schwefel und Chlor. Verbinden sich Säuren und Basen, entsteht ein Salz und Wasser. Aus den zwei Gegensätzen bildet sich also eine neutrale Mitte. Der Körper kennt viele Ausgleichsmechanismen, die eine Balance garantieren. Wir können ihn dabei mit unserer Ernährung unterstützen oder auch dauernd herausfordern, wie an einem Beispiel dargestellt sei.

Wir kennen es alle: Beim Anblick und dem verlockenden Duft einer Mahlzeit läuft uns das Wasser im Munde zusammen. Ohne die unermüdliche Arbeit der hellen, schleimigen Flüssigkeit können wir nicht leben. Im Mund werden Kohlenhydrate/Stärken durch das Ferment Ptyalin (griech. ptyalon, *»Speichel«), eine α-Amylase, vorverdaut. Diese spaltet die Stärke zu Einfachzuckern, die der Stoffwechsel verwerten kann. Die wichtige Vorverdauung der Kohlenhydrate beginnt also im Mund – doch hier beginnen bei falscher Ernährung und falschem Essverhalten auch die Verdauungsstörungen und Magen-Darm-Erkrankungen!*

Ein saurer Speichel – der ideale Wert liegt im neutralen Bereich bei pH 7 – hemmt die Wirkung des Speichelferments. Wird die Stärke/Kohlenhydrat-Verdauung im Mund dauernd gestört, gelangt der Speisebrei ohne Vorverdauung in den Magen, der mit seinem sauren Milieu für diese Arbeit nicht eingerichtet ist. Die Störungen im Säure-Basen-Rhythmus haben aber auch immer großen Einfluss auf die Vitamin- und Mineralienaufnahme.

Organe und ihr pH-Wert

Haut	*pH 5,5*
Mundspeichel	*pH 6,3–7*
Magensaft	*pH 1,8–3,8*
Bauchspeichel	*pH 7,5–8,8*
Galle	*pH 7,1*
Darmsäfte	*pH 6,3–8*
Blut	*pH 7,35–7,45*
Muskeln und Organzellen	*pH 6,9*
Bindegewebe	*pH 7–7,3*
Harn	*pH 5,5–7*

Probleme entstehen dann, wenn das basisch-neutrale Milieu des Mundes vor allem durch Zucker, der im Stoffwechsel als Säurebildner wirkt, aber auch durch das Enzym- und Speichergift Fluor oder Konservierungsmittel wie Triclosan in Zahnpasten, dauernd gestört wird. Die nicht oder schlecht vorverdauten Kohlenhydrate werden dann mit Säuren in eine unerwünschte Abbaukette geführt: Sie beginnen zu gären und entwickeln durch das Umsetzen von Zucker schließlich Alkohol. Sod- und Magenbrennen sind die Folgen, die dann mit säurebindenden Medikamenten, sogenannten Antazida, angegangen werden: Ein Kreislauf beginnt, der schnell einmal zum Teufelskreis wird, da er auch die Vitamin- und Mineralaufnahme tangiert.

Chlor – wichtig für die Eiweißverdauung

Das Element Chlor ist ein gelbgrünes, stechend riechendes, giftiges Gas, das 2,5-mal schwerer als Luft ist. Der Name ist vom griechischen *chloros*, »gelbgrün«, hergeleitet. Chlorgas ist nach dem Fluorgas das reaktionsfähigste chemische Element und reagiert mit den meisten anderen chemischen Elementen sehr heftig, etwa mit Wasserstoff zu Chlorknallgas.

Chlor gehört wie Fluor zu den Halogenen (Salzbildnern). In reiner Form ist das Element wie seine Verwandten äußerst aggressiv und wirkt in der Luft bereits in einer Konzentration von 0,5 Prozent tödlich. In unserem Körper findet sich Chlorid, also eine Verbindung mit anderen Elementen. Die bekannteste unter ihnen ist Natriumchlorid (Kochsalz). Solche Chloridverbindungen kommen als Salzablagerungen im Gestein und vor allem als Kochsalz im Meer und in den Solen vor. Im Boden ist wenig Chlorid vorhanden. Lediglich in Meeressedimenten und in Überschwemmungsgebieten an den Küsten ist mehr Natriumchlorid enthalten. Zusammen mit Natrium ist Chlorid für die Flüssigkeitsverteilung und den osmotischen Druck zuständig und hält das Säure-Basen-Gleichgewicht aufrecht.

Pflanzen enthalten wenig Chlor. Sie benötigen es als Spurenelement, das in geringen Mengen wachstumsfördernd ist. Bestimmte Pflanzen wie Rüben, Spinat, Sellerie und Kohlgewächse sind salzliebend und benötigen etwas mehr Chlor, andere wie Kartoffeln, Bohnen, Tomaten und Obst reagieren empfindlich auf zu viel Salz. Chlorid findet sich meist gelöst im Zellsaft der Blätter. Es aktiviert Enzymsysteme, was auch die Bedeutung von Chlor als Spurenelement erklärt.

Bei den höheren Tieren und beim Menschen findet sich Chlorid nicht wie bei den Pflanzen im Zellsaft, sondern in den Körperflüssigkeiten außerhalb der Zellen, wie im Blut. Beim Menschen ist Chlorid neben dem Natrium im Blut auch als Salzsäure im Magensaft zu finden. Ein Chloridmangel ist nur bei starkem Erbrechen durch den Verlust an Magensaft zu befürchten. Immerhin kann es durch einen Mangel zu Störungen des Säure-Basen-Haushalts in Form von Alkalosen kommen, die von Muskelkrämpfen und Herzrhythmusstörungen begleitet sind.

Im Laboratorium kann Chlor nach dem historischen Verfahren aus Salzsäure und Mangandioxid gewonnen werden. Die heutige großtechnische Gewinnung erfolgt mit Hilfe des elektrischen Stromes auf dem Wege der Chlor-Alkali-Elektrolyse, in der Regel mit Natriumchlorid, also Kochsalz.

Einen wichtigen und häufig umweltbelastenden Industriezweig bildet die Chlorchemie. Kaliumchlorid bildet ein wichtiges Düngemittel; zur Wasserdesinfektion wird Aluminiumchlorid eingesetzt, Papier- und Textilindustrie verwenden Chlorkalk zum Bleichen. Es gibt eine Reihe von Bioziden auf Chlorbasis, was auch für Kunststoffe wie Polyvinylchlorid (PVC) gilt. Viele der chlororganischen Verbindungen wie chlorierte Kohlenwasserstoffe gelten als gefährlich für Wasser und Umwelt und letztlich auch für den Menschen, da sie sich im Fettgewebe anreichern. Heute ist man allgemein bemüht, Chlor in industriellen Verfahren in Frage zu stellen, so werden beispielsweise chlorfrei gebleichte Papiere angeboten.

Chrom – ein wichtiger Faktor bei Diabetes

Die Geschichte des Spurenelements Chrom beginnt im Jahre 1928, als zum ersten Mal das insulinaktivierende Prinzip eines chromhaltigen Hefepresssafts beschrieben wurde. Einige Jahre später wurde entdeckt, dass Chrom zusammen mit Magnesium für die Biosynthese und den Abbau von Glycogen in der Leber benötigt wird und zudem noch in der Cholesterinsynthese eine Rolle spielt. Neuere Forschungen belegen klar die Bedeutung dieses im Allgemeinen wenig beachteten Spurenelements.

Alle insulinabhängigen Stoffwechselprozesse sind auf die Verfügbarkeit von Chrom angewiesen. Chrom senkt den Gesamtcholesterinspiegel und erhöht das erwünschte HDL-Cholesterin, was eine vorbeugende Wirkung bei Herzinfarkt und Angina pectoris bedeutet. Dieser Effekt wird auch dadurch begünstigt, dass Chrom den Einbau der Aminosäuren Glycin, Serin und Glycin ins Herzgewebe fördert.

Die Bioverfügbarkeit von Chrom aus der Nahrung und auch aus Supplementen ist gering. Die Chromverwertung verbessert sich deutlich bei gleichzeitiger Gabe von Vitamin C.

Zufuhrempfehlungen für Chrom

Die Zufuhrempfehlungen für Chrom betragen 30 bis 100 µg. Therapeutische Dosen, etwa bei Diabetes mellitus, betragen bis 1000 µg.

Vorkommen von Chrom in µg pro 100 g Nahrungsmittel

Bierhefe	200	Melasse	120
Schweinefleisch	70	Vollkornbrot	50
Hühnerfleisch	30	Roh-Rohrzucker	30

Mangelzustände, Krankheiten und therapeutischer Einsatz

Mangelzustände bei Chrom lösen eine schlechte Einstellbarkeit von Diabetes Typ 1 aus. Typisch sind auch Gewichtsverluste durch Schilddrüsen-Funktionsstörungen. Präparate sind als hypo-A Chrom (Kapseln zu 100 µg und für Diabetiker 200 µg) kombiniert mit Vitaminen auf dem Markt.

Eisen und die Kreisläufe des Lebens

Auf unserer Erde ist Eisen das am meisten verbreitete Schwermetall, es ist in viele vitale Prozesse eingebunden. Wie kein anderes Element beeinflusst es Aufbau und Abbau, den Kreislauf der Natur, und ist damit Vermittler der Lebensprozesse von Mikroorganismen, Pflanzen, Tieren und Menschen. Eisen färbt nicht nur das Blut, sondern macht es erst zu dem besonderen Saft, zum Träger der vitalen Information.

Eisen wirkt in vielen Enzymgruppen wie den Peroxidasen und Katalasen und bildet so einen wichtigen Faktor des Energiestoffwechsels. Eisen wird in Form eines Eisen-Protein-Komplexes zum Knochenmark transportiert, wo es Hämoglobin, den Blutfarbstoff der roten Blutkörperchen, bildet. Hämoglobin besteht aus einem Eiweißanteil, dem Globin, und dem eisenhaltigen Häm. Eisen verleiht den roten Blutkörperchen die Fähigkeit, Sauerstoff chemisch zu binden. Das Hämoglobin nimmt den Sauerstoff in der Lunge auf. Dabei geht es nur eine lockere Bindung ein, weshalb der Sauerstoff vom Blut wieder an Zellen und Gewebe abgegeben werden kann. Die Zellen benötigen den Sauerstoff zur Oxidation, wobei über enzymatische Prozesse die Hauptnährstoffe in Energie umgewandelt werden.

Während die Bedeutung von Eisen für den Sauerstofftransport im Blut allgemein bekannt ist, legen wir uns meistens nicht darüber Rechenschaft ab, dass ein Überangebot an Eisen für unsere Gesundheit abträglich sein kann. Vor allem bei den gar nicht so seltenen genetisch bedingten Stoffwechselstörungen wie der Hämochromatose ist eine zu hohe Eisenaufnahme schädlich. Bei den Betroffenen kommt es zu Eisenablagerungen im Körper – jede Form von Eisenpräparaten ist daher kontraindiziert.

Eisen und seine Verwertbarkeit in der Nahrung

Früher waren in den Industrienationen etwa 25 Prozent der Bevölkerung von Eisenmangel betroffen. Heute sind ernährungsbedingte Eisendefizite wesentlich seltener geworden. Zahlreiche Lebensmittel enthalten Eisen. Nun ist jedoch bekannt, dass es nicht nur auf den Gehalt an Eisen in Lebensmitteln ankommt, sondern auch darauf, dass dieses Eisen vom Darm in das Blut aufgenommen werden muss. Hierbei zeigen sich große Unterschiede, weil verschiedene Faktoren zu berücksichtigen sind, wie die Bindung an andere Stoffe wie Eiweiß oder an förderliche beziehungsweise hemmende Begleitstoffe.

Eisen ist zwar auf tierische wie pflanzliche Begleitstoffe etwa gleich verteilt. Bei Ersteren ist Eisen jedoch an den Blutfarbstoff Hämoglobin gebunden und damit leichter resorbierbar als das sogenannte Nicht-Häm-Eisen aus pflanzlichen Produkten. Wichtig ist also nicht allein der Eisengehalt, sondern die Resorptionsrate. Diese beträgt durchschnittlich nur etwa 10 Prozent, 90 Prozent des mit der Nahrung aufgenommenen Eisens werden also wieder ausgeschieden. Während die Resorptionsrate bei Fleisch und Fisch mit 12 bis 20 Prozent recht hoch ist, sinkt sie bei Weizen und Brot auf etwa 6 Prozent. Doch auch diese Zahlen sind nicht unbedingt relevant für eine gesicherte Eisenversorgung.

Kombiniert man beispielsweise Brot oder Reis mit Bohnen, steigt die Resorptionsrate auf über 10 Prozent. Trinkt man zu dieser Mahlzeit einen Vitamin-C-reichen frischen Orangensaft, so verdreifacht sich die Resorptionsrate. Vitamin C, in welcher Form auch immer, trägt zu einer Verbesserung des Eisenstatus bei. Trinkt man dagegen eine Tasse schwarzen Tee dazu, der für seine Eisenbindung bekannt ist, sinkt die Resorptionsrate auf 2,5 Prozent ab. Organische Säuren wie Fruchtsäuren im Obst, Milchsäure im Sauerkraut oder Essig im Salat verbessern die Eisenaufnahme entscheidend. Wer nun den ultimativen Eisenschub über die Ernährung sucht, der kann sich hemmungslos der soliden Hausmannskost zuwenden: Das Gericht mit der höchsten Eisenresorptionsrate von 90 Prozent ist Würstchen mit Sauerkraut. Sicher nicht jedermanns Sache. Doch auch der tägliche Tee mit Brennnesseln, einer wunderbaren Eisenpflanze, erzielt eine gute Wirkung.

Die roten Blutkörperchen können andererseits auch Verbindungen mit Kohlenmonoxid eingehen, womit das Hämoglobin seine lebenswichtige Fähigkeit einbüßt, Sauerstoff zu binden und zu vermitteln. Daraus ergibt sich die hohe Giftigkeit des geruchlosen Gases, das bei unvollständiger Verbrennung entsteht und uns vor allem aus Auspuffanlagen von Autos und von Zigarettenrauchern entgegengeblasen wird. Heimtückisch an Kohlenmonoxid ist, dass bereits geringe Mengen des Gases in der eingeatmeten Luft das Hämoglobin besetzen, so dass es keinen Sauerstoff mehr binden kann. Durch diesen Vorgang wird das im Blut enthaltene zweiwertige Eisen zu einer dreiwertigen Form oxidiert, Methämoglobin genannt. Da es keinen Sauerstoff mehr transportieren kann, fällt es für die Atmung aus.

Das kann auch durch andere Faktoren ausgelöst werden, so etwa durch die Folgekette Nitrat–Nitrit–Nitrosamine (siehe Seite 75). Besonders gefährdet sind Kleinkinder, deren Nahrung mit nitrithaltigem Wasser oder Gemüse angerichtet wird. Der verminderte Sauerstoffgehalt im Blut kann dann zu einer bläulichen Verfärbung der Haut und der Schleimhäute, Blausucht genannt, führen. Die Symptome entsprechen einer Blausäurevergiftung, bei der auch die Atmungskette unterbrochen wird.

Vom Hämoglobin zum Chlorophyll

Auch für Pflanzen ist Eisen ein Mikronährstoff, der für ein optimales Wachstum in geringer Menge erforderlich ist. Es ist der Vermittler der Photosynthese, der Bildung des Chlorophylls. Bei der Photosynthese handelt es sich um eine der vitalsten Reaktionen der Natur, ohne die kein Leben möglich wäre. Damit eine Pflanze die erforderliche Lichtenergie zur Bildung des Chlorophylls aufnehmen kann, benötigt sie Eisen. Eine Voraussetzung für die Aufnahme durch das Wurzelsystem ist, dass das Eisen in Wasser gelöst ist. In den pflanzlichen wie in den tierischen und menschlichen Zellen liegt das Spurenelement Eisen dann als von organischen Stoffen komplex gebundener Katalysator in Form von Enzymen vor, die wichtige Stoffwechselvorgänge steuern.

Ebenso wichtig wie die Aufbauprozesse sind in der Natur wie im menschlichen Körper die Abbauprozesse in einem Kreislauf von Werden und Vergehen. Der gelbe Farbstoff der Galle heißt Bilirubin (*bilis*, »Galle«, *ruber*, »rot«). Der Name ist darauf zurückzuführen, dass er in Abbauprozessen aus dem roten Farbstoff der Blutkörperchen gebildet wird. Da die Blutkörperchen nur eine beschränkte Lebensdauer von etwa drei Monaten haben, werden laufend neue gebildet, während alte abgebaut werden. An diesem Prozess sind vor allem Milz und Leber beteiligt. Das aus dem Hämoglobin frei werdende Eisen nun wird in Gallefarbstoff umgewandelt und ausgeschieden. Dieser Farbstoff gibt dem Stuhlgang seine gelbbraune Färbung. Der Vorgang ähnelt übrigens in seinem Ablauf in vielen Details der Gelb- und Rotfärbung von Blättern im Herbst, dem Abbauprozess des Chlorophylls im Pflanzenreich.

Ist die Galle krank – etwa bei den unterschiedlichen Formen der Hepatitis (Gelbsucht), bleibt der Stuhl ungefärbt und hat ein hellgraues Aussehen. Der Gallenfarbstoff gelangt dann ins Blut, was zu der gelblichen Färbung der Augen und der Haut führt.

Zweiwertiges und dreiwertiges Eisen
Der menschliche Körper enthält 4 bis 5 g Eisen, welches zu 70 Prozent im Blutfarbstoff Hämoglobin gebunden ist. 99 von 100 Blutzellen sind rote Blutkörperchen (Erythrozyten), der Rest entfällt auf weiße Blutzellen. Rund 25 Billionen Erythrozyten kreisen im Blut eines Erwachsenen, und in jeder Minute werden in unseren Knochen 170 Millionen neue gebildet.
Eisen wechselt bei den komplexen biochemischen Vorgängen der Atmung seine Ladung aufgrund der sogenannten Redox-Eigenschaften der Eisenionen: Aus einer Eisen-II-Verbindung wird eine Eisen-III-Verbindung und umgekehrt. Dieser Vorgang ist wichtig, denn bei Mangelzuständen kommt es darauf an, dass Eisen in einer gut resorbierbaren Form zugeführt wird. Das kann über die Ernährung oder über unterschiedliche Präparate geschehen.
Die Hufeisennägel waren lange ein wichtiges Objekt der Volksmedizin. Bereits der griechische Geschichtsschreiber Herodot empfahl, alte rostige Hufeisennägel in saure Äpfel zu stecken und diese mit den gelösten Verbindungen jeden Morgen gegen Bleichsucht zu essen. Im 17. Jahrhundert wurde in Frankreich Rotwein gegen Blutarmut verordnet, in dem Eisenspäne aufgelöst worden waren. Die rostrote Färbung galt nach der Signaturenlehre als blutbildend.

Eisenmangel – Vorsehung der Natur?

Beim Eisenmangel als Laborstatus, der oft eine medikamentöse Behandlung auslöst, gerät das Lehrgebäude des linearen Ursache-Wirkung-Denkens immer mehr ins Wanken. Zur belebten Natur gehören auch Bakterien, die wie Pflanze, Tier und Mensch zum Wachstum zwingend Eisen benötigen. Der Körper hat in evolutionären Prozessen in dauernden Auseinandersetzungen mit Mikroben nun Mechanismen entwickelt, den unwillkommenen Eindringlingen das essenzielle Spurenelement Eisen vorzuenthalten. Er bindet dieses über enzymatische Prozesse in Speichereiweiß ein, drosselt die Aufnahme durch die Nahrung und entzieht es so dem Blutkreislauf. Bei einer Laboruntersuchung werden dann zwar weniger rote Blutkörperchen festgestellt, doch ist andererseits die Infektionsbereitschaft herabgesetzt. Es wird vermutet, dass aus diesem Grunde auch der Eisenwert im Blut von Schwangeren sinkt.

In ein solches Gleichgewicht, das auf evolutionären Prozessen beruht, sollte nur sehr zurückhaltend mit Supplementen eingegriffen werden. Es besteht sonst die Gefahr, dass der Körper in der Infektabwehr und Fähigkeit zur Selbstheilung gestört wird, ohne dass sich auf der anderen Seite ein gewünschter therapeutischer Effekt einstellt.

Die Muttermilch zeigt uns, dass ein reduzierter Eisengehalt eine Schutzwirkung vor Infektionen ausübt. In der Muttermilch bestehen mehr als 20 Prozent der Proteine aus Lactoferrin, einem Eiweiß, das Eisen bindet, also dem Stoffwechsel entzieht. Für Biologen eine Erklärung dafür, dass gestillte Kinder selten unter Infektionen leiden. Schließlich gibt es auch noch Stoffwechselerkrankungen wie die Hämochromatose, die zu Schmerzzuständen, Herzkrankheiten und schweren Gelenkdeformationen führt und bei der sich überschüssiges, vom Körper nicht aufgenommenes Eisen an Organen wie Herz und Leber anlagert. Das alles ändert aber nichts daran, dass eine gute Eisenversorgung über die Nahrung eine Grundvoraussetzung für unsere Gesundheit bildet.

Funktion und Wirkungsweise

Eisen ist wichtig für die Hämoglobinbildung und für den Sauerstofftransport des Blutes. Eisen ist zudem Bestandteil wichtiger Enzymgruppen des Energiestoffwechsels.

Zufuhrempfehlungen für Eisen

D-A-CH empfiehlt 10 bis 15 mg täglich, für Frauen wird wegen der Menstruationsverluste die obere Grenze angestrebt.

Vorkommen von Eisen in mg pro 100 g Nahrungsmittel

Schweineleber	22	Austern	12
Sesam	10	Sojamehl, Hirse	10
Brennnessel	9	Sonnenblumenkerne	7
Weiße Bohnen	6	Mandeln, Haferflocken	5
Haselnuss	4	Aprikosen, Spinat	3
Vollkornbrot, Fleisch	3	Ei, Johannisbeere	1
Quark	0,5	Milch	0,1

Mangelzustände, Krankheiten und therapeutischer Einsatz

Zu den Mangelzuständen gehören Blutarmut, Kopfschmerzen, schlechte Entschlackung des Körpers, schlechte Hautdurchblutung, Mundwinkelrisse, Antriebsschwäche, Konzentrationsmangel, Bleichsucht/Anämie, Appetitlosigkeit, leichte Ermüdbarkeit bis Ermattung, Reizbarkeit, Entzündungen und Infektanfälligkeit, Depigmentierung von Haut und Haaren, Entwicklungsstörungen bei Kindern.

In Präparaten ist das zweiwertige Eisen in Form von Eisenfumarat oder Eisengluconat dem dreiwertigen vorzuziehen. Neben Konstitutionsbehandlung und homöopathischen Einzelmitteln können Schüssler-Salze (Ferrum phosphoricum) und naturheilkundliche Präparate wie Biorandin, Urtica dioica/Brennnesselurtinktur (Bioforce, CERES) oder Bärlauch-Eisen-Präparate die Eisenresorption verbessern. Brennnesseln und Rote Rüben können selber ausgepresst werden oder stehen als Säfte in guter Qualität (zum Beispiel von Biotta, Schönenberger) in Drogerien, Apotheken und Reformhäusern bereit.

Ein empfehlenswerter Kräutertee: Brennnesselblätter 20 g, Schafgarbenblüten 20 g, Johanniskraut 20 g, Tausendgüldenkraut 10 g, Wachholderbeeren 20 g, Pfefferminzblätter 20 g.

Überdosierungen und Gefahren

Bei Hämochromatose, einer genetisch bedingten Eisenstoffwechselstörung, dürfen keine Eisenpräparate gegeben werden. Ein Zuviel an Eisen über die Nahrung ist nicht zu befürchten. Eisen kann ein Entzündungsverstärker sein. Deshalb sollte man bei Krankheiten mit entzündlichen Prozessen wie Arthritis Vorsicht vor einer Überversorgung walten lassen.

Wichtige Hinweise

- Der vielzitierte Spinat bringt bei Eisenmangel wenig, da dieses in einer an Oxalsäure gebundenen Form vorliegt, die vom Darm schwer resorbiert werden kann.
- Häufig führen Aluminiumbelastungen zu einer Störung des Eisenhaushalts.

Fluor und die reaktionsfreudige Familie der Halogene

Die Bezeichnung Fluor auf Zahnpflegeprodukten war ursprünglich ein Warnhinweis vor einem äußerst reaktionsfreudigen Element. Keine Frage: Fluoride sind keimtötend und potente Desinfektionsmittel. Ob sie auch dem Mundmilieu und letztlich den Zähnen guttun, sollte zumindest kritisch hinterfragt werden. Dr. Lothar Burgerstein zählt in seinem »Handbuch Nährstoffe« Fluor wie Bor und Vanadium auch nur zu den potenziell essenziellen Spurenelementen.

Fluor findet wegen seiner karieshemmenden Wirkung breite Anwendung. In vielen Ländern werden zur Kariesprophylaxe Kochsalz, Zahn- und Mundpflegemittel, Tabletten oder gar das Trinkwasser mit Fluor angereichert, was keineswegs von allen Fachleuten unkritisch gesehen wird. Die Trinkwasserfluoridierung zumindest ist praktisch gestorben. Basel hat diese als letzte Stadt im deutschen Sprachraum vor einiger Zeit eingestellt. Der Grund: Wegen der kleinen Spanne zwischen Wirksamkeit und Toxizität sehen viele Fachleute die diffuse Streuung eines problematischen Spurenelements über Trinkwasser, Salz und Zahnpflegemittel als verfehlt an. Sie raten allenfalls zu gezielten lokalen Maßnahmen durch zahnmedizinisches Fachpersonal.

Unbestritten ist die desinfizierende, keimtötende Wirkung von Fluor, auf der die Kariesprophylaxe aufbaut. Bekannte Nebenwirkungen von Fluoranwendungen sind die Fluorose, Mineralisationsstörungen der Zähne in Form weißer bis weiß-gelblicher und sogar brauner Flecken, Hemmungen der Phosphatase, eines Enzyms, das für die Verwertung und den Einbau von Calcium in die Knochen zuständig ist, sowie erhöhte Quecksilberdampfkonzentrationen in der Mundhöhle durch Amalgamplomben (nach »Burgersteins Handbuch Nährstoffe«). Doch die schmale Bandbreite zwischen Wirkung und unerwünschter Nebenwirkung ist nicht der einzige Grund, Fluoride kritisch-distanziert zu betrachten.

Sind die Fluoride nun wirklich die natürlichen Mineralien, die den Zahnschmelz härten, die Mundhygiene und die Zahngesundheit verbessern? Auch wenn Zahnärzte und Werbeindustrie nicht müde werden, das zu behaupten, sind ernsthafte Zweifel angebracht. Der Hinweis auf Zahnpasten »Enthält Fluor« war wie gesagt ursprünglich als Warnung vor einem reaktiven Spurenelement gedacht, das zu den halogenorganischen Verbindungen gehört. Halogene (Salzbildner, griech. *hàls*, »Salz«) bilden mit Metallen direkt, also ohne Beteiligung von Sauerstoff, Salze. Die wichtigsten Halogene sind Chlor,

Brom, Fluor und Jod. Von allen ist die konservierende, antimikrobielle Wirkung bekannt. Sie sind zwar Bestandteil der Natur in den unterschiedlichsten Kreisläufen, wirken jedoch auch äußerst reaktiv, toxisch und zellschädigend.

Das Natriumsilikofluorid beispielsweise, das viele Jahre lang zentnersackweise zur Kariesprophylaxe ins Basler Trinkwasser geschüttet wurde, ist in Giftklasse 2 eingeteilt. Es fällt in der Phosphatdüngerproduktion an und müsste als Sondermüll entsorgt werden, wären da nicht andere Vertriebswege erschlossen worden – man konnte es als Pestizid, Rattengift, Holz»schutz«mittel oder eben Kariesprophylaxe verkaufen. Mehr als viele Worte sagt das Sicherheitsdatenblatt der Universität Würzburg über das zahnärztlich empfohlene Natriumfluorid aus (T bedeutet dabei «toxisch»):

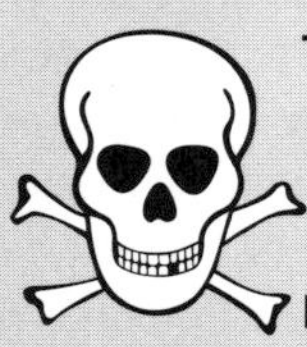

T

Natriumfluorid [7681-49-4]

NaF Farblose bis grünliche Kristalle, mäßig wasserlöslich unter alkalischer Reaktion.

Gefahren für Mensch und Umwelt:

Giftig beim Verschlucken, Einatmen und Berührung mit der Haut.
Bindet im Körper das für den Stoffwechsel wichtige Calcium. Verätzungen der Haut und Schleimhäute. Knochen- und Zahnschäden möglich.
Entwickelt bei Berührung mit Säure sehr giftige Gase (Fluorwasserstoff).

Karies entsteht nicht durch Fluormangel

Unbestritten ist, dass Karies nicht durch Fluormangel entsteht, sondern seine Ursache in Fehlernährung und schlechter Mundhygiene hat. Deshalb sind die Bemühungen der Unterweisung von Kindern im Putzen verdienstvoll. Doch das lässt sich auch gut ohne fluoridierte Produkte bewerkstelligen. Die hochgelobten Fluoride bieten keinen Schutz, sondern stören das Mundmilieu nachhaltig. Das Enzym- und Speichergift Fluor wird nämlich dort aktiv, wo die Kohlenhydratverdauung ihren Anfang nimmt. Seit mehr als 20 Jahren beobachten wir, wie Zahnärzte und neuerdings auch DentalhygienikerInnen Chemikern, Biochemikern und Pharmakologen Nachhilfeunterricht in Sachen Fluor geben. Es ist dabei gar nicht einfach, einen Umweltschadstoff wie Fluor reinzuwaschen. Das Ganze tönt dann etwa wie folgt: Zahnpasten, Tabletten, Mundspülungen und dem Salz wird nicht elementares Fluor (was notabene gar nicht möglich ist), sondern das Fluorsalz Natriumfluorid und andere Verbindungen wie Aminfluoride oder Cetylamine Hydrofluoride zugesetzt. Fluor sei zwar ein giftiges Gas, Fluoride dagegen segensreiche Spurenelemente. Das klingt plausibel, stimmt aber nicht, wie das unter anderem der diplomierte Chemiker ETH Konradin Kreuzer mehrfach richtiggestellt hat. Das Gas Fluor (F_2) und der ebenfalls ätzend-giftige Fluor-Wasserstoff (HF) wandeln sich in der Luftfeuchtigkeit, im Nebel, Regen und im Tau auf Gräsern in das hochgelobte Fluorid um. Umgekehrt erfolgt im Magen wieder eine Umwandlung von Natriumfluorid in Fluorwasserstoff, was zu lokalen Reizungen und gesundheitlichen Störungen führen kann. Die Kühe im Fricktal sind bei den Fluorimmissionen der Aluminiumindustrie seinerzeit nicht am giftigen Fluorgas zugrunde gegangen, sondern am zahnärztlich empfohlenen Fluorid, das sie mit dem Gras aufgenommen haben, und an schweren Mineralisationsstörungen der Knochen, die als Folge auftraten. Das gilt sinngemäß auch für die Umweltschäden, die vom Aluminiumwerk Chippis im Wallis verursacht wurden.

Schildbürgerstreich an der Schilddrüse

Noch ein weiteres Detail legt Zeugnis ab vom recht sorglos-lockeren Umgang mit Fluor und Jod in der Schweiz. (In Deutschland bestehen sogar Bestrebungen, Fluor, Jod und Folsäure in Kochsalz zu verpacken.) Alle Fluoride wirken wie Nitrate thyreostatisch, das heißt, sie verhindern oder behindern zumindest den notwendigen Jodeinbau in die Schilddrüse. Sicherheitsdatenblatt und Gefahrenhinweise des größten Jod- und Fluorproduzenten im deutschsprachigen Raum, der Omikron GmbH in D-74382 Neckarwestheim, nennen bei allen jodhaltigen Produkten ausdrücklich Fluor und weitere halogenorganische Verbindungen als grundsätzlich zu vermeidende Stoffe. Dem Kochsalz werden in der Schweiz jedoch Fluoride und Jodid beigefügt – wohlverstanden zur Gesundheitsprophylaxe. Da das eine Halogen das andere an der Arbeit hindert, scheint es sich viel eher um einen Schildbürgerstreich an der Schilddrüse als um einen Dienst an der Gesundheit zu handeln!

Zufuhrempfehlungen für Fluor

D-A-CH empfiehlt, 1 mg Fluor täglich aufzunehmen.

Jod – der Helfer in der Not?

Keine Frage: Jod ist ein wichtiges Spurenelement, das für die Bildung der Schilddrüsenhormone benötigt wird. Und vor allem in Afrika, Asien und Südamerika stellen Jodmangelkrankheiten immer noch ein großes Problem dar. Es gibt aber auch die andere Seite des Spurenelements, das viele Menschen in Bedrängnis bringt.

Alles, was mit Jod zu tun hat, gilt bei uns als besonders effektive Gesundheitsmaßnahme. Deshalb wurde allein im Kochsalz seit 1922 der Jodgehalt von 3,75 mg auf satte 25 mg pro Kilogramm erhöht und darüber hinaus über die Jodierung des Viehfutters Menschen mit Unverträglichkeiten die letzte Möglichkeit genommen, nichtjodierte Nahrungsmittel zu kaufen. Lange Jahre waren Jodkranke zum Einkaufstourismus nach Frankreich und Italien verdammt, weil dort die Jodierung der Nahrungsmittel über das Viehsalz nicht üblich ist. Jetzt haben etwa 40 Demeter/Knospe-Bio-Suisse-Betriebe die bedrängende Situation erkannt und verzichten auf das jodierte Viehsalz. Sie bieten in unterschiedlichen Zusammenstellungen viele Lebensmittel in guter Qualität an. Die Liste ist auf der Homepage www.jod-krank.ch aufgeführt. Eigentlicher Promotor ist neben dem Selbsthilfeverein Krank-durch-Jod vor allem Albert Lehmann (Lindmühle, 5413 Birmenstorf), der in Zusammenarbeit mit dem Selbsthilfeverein endlich erreicht hat, was von behördlicher Seite längst hätte unternommen werden müssen.

Zu wenig Jod in der Nahrungskette kann zur Kropfbildung führen, obwohl führende Wissenschaftler wie der Münchner Endokrinologe Hellmut Haubold ausdrücklich darauf hinweisen, dass ein Kropf niemals allein durch Jodmangel entsteht. Trotzdem mag die Jodierung des Kochsalzes, allerdings nicht gleichzeitig mit Fluor, als sinnvolle Prophylaxe gelten, wenn auch eine Medikamentierung über Grundnahrungsmittel immer heikel ist.

Das große Problem stellt für die Jodkranken jedoch die Mehrfachmedikamentierung über die Nahrungskette dar, der sie nicht ausweichen können. Die Nahrungsmittelindustrie, alle Restaurants, Molkereien, Bäckereien werden in der Schweiz aufgefordert, jodiertes Salz zu verwenden. Die Kette wird endgültig durch die Landwirtschaft geschlossen, die praktisch als Futterzusatz ausschließlich das rot gefärbte jodierte Viehsalz einsetzt. Für Jodkranke gibt es kein Entrinnen mehr, da sie auf die geringsten Spuren von zugesetztem Kaliumjodid in der Nahrung – auch über das Viehsalz, das seine Spuren dann in der Milch, im Käse, im Fleisch und so weiter hinterlässt – reagieren.

Sie werden durch Maßnahmen, die als sinnvolle Gesundheitsvorsorge propagiert werden, zur Krankheit verdammt und mit ihren Problemen weitgehend alleingelassen.

Im Rahmen der Gespräche mit Mitgliedern der Selbsthilfegruppe »Jod« bin ich mit vielen Einzelschicksalen konfrontiert worden. So erzählte mir eine Musiklehrerin, dass nach einem dreiwöchigen Ferienaufenthalt in Frankreich all ihre durch die Jodierung ausgelösten Krankheitssymptome verschwunden waren, da Frankreich wie Italien die Viehsalzjodierung nicht kennt. Fleisch, Milch, Käse und Eier enthalten daher keine Spuren des künstlich angereicherten Kaliumjodids. Kaum zurück in der Schweiz, kehrten Hyperthyreose, die Übererregbarkeit der Schilddrüse, mit all den Folgeproblemen wieder zurück. Solche Schilderungen sind keine Einzelfälle, sondern der Alltag vieler Menschen, bei denen die Jodierung die unterschiedlichsten Krankheitssymptome auslöst. Selbst wenn die Formel »Jod verhindert Kröpfe« stimmt, kann die Lösung nicht sein, dass prophylaktische Maßnahmen auf dem Rücken jener ausgetragen werden, die auf die Jodierung ihrer Nahrung mit Symptomen und Krankheiten wie Morbus Basedow, Morbus Hashimoto, Herzrhythmusstörungen, Bluthochdruck, Impotenz, Weichteilrheuma, Reizdarm, Diabetes, Depression, Angst, Panikattacken, Hyperaktivität, Jodakne, Schlafstörungen und vor allem mit Übererregbarkeit der Schilddrüse reagieren. »Primum nil nocere« – »Vor allen Dingen nicht schaden« heißt einer der ältesten medizinischen Grundsätze. Gegen diesen wird mit der Jodierungspraxis in eklatanter Weise verstoßen.

Jod, als Kaliumjodid oder in anderer Form, gehört als Arznei in die Apotheke und nicht diffus in Nahrungsmittel, häufig noch zusammen mit Fluor, das wie Nitrate in der Biochemie als thyreostatisch gilt, also den Einbau von Jod in die Schilddrüse behindert. Was die beiden Spurenelemente zusammen im Salz zu suchen haben, bleibt daher ein Geheimnis der verantwortlichen Behörden.

Doch Jod dient nicht nur der Kropfprophylaxe, obwohl wissenschaftliche Studien wie bereits angedeutet belegen, das Kropfbildung keine Jodmangelkrankheit ist – Jod in Form von Kaliumjodidtabletten soll auch bei Reaktorkatastrophen à la Tschernobyl helfen, sagen Atomkraftwerkbetreiber und Behörden. Der Hintergrund: In Katastrophenschutzplänen von Reaktorunfällen wird als Sofortmaßnahme die Einnahme von Kaliumjodidtabletten angeordnet. Die Schilddrüse soll dadurch mit nichtradioaktivem Jod gesättigt werden, was die Aufnahme von radioaktivem Jod behindert. Das ganze Szenario der Verteilung von Jodtabletten an die Bevölkerung im näheren Umkreis von

Kernkraftwerken erinnert an Sandkastenübungen, da es kaum gesichertes Wissen über Nutzen und Schädlichkeit gibt, viele Schwierigkeiten im praktischen Umsetzen bestehen und international die Jodtabletteneinnahme kritisch-distanziert betrachtet wird. So gibt es keinerlei Hinweise darauf, dass nach der Reaktorkatastrophe von Tschernobyl in der unmittelbaren Umgebung wie im weiteren Umfeld die Einnahme von Jodtabletten irgendeinen gesundheitlichen Effekt hatte. Warnhinweise, nicht nur für Jodallergiker, gibt es dagegen viele. In Deutschland empfiehlt die Strahlenschutzkommission, dass Erwachsene über 45 keine Jodtabletten einnehmen sollen, da bei dieser Gruppe das Gesundheitsrisiko für schwerwiegende Schilddrüsenerkrankungen durch die Tabletteneinnahme höher einzustufen sei als durch die Strahlenbelastungen. Frankreich ist aus historischen Gründen mit Recht äußerst zurückhaltend mit Jodierungsmaßnahmen und verweigert Atomkraftwerkbetreibern die Tablettenverteilung, was auch grundsätzlich für das deutsche Bundesland Bayern gilt. Reichlich skurril mutet denn auch die Begründung der Schweizer Jodierungsprotagonisten an: Die einheimische Bevölkerung sei durch die langandauernden Jodierungspraktiken fit für eine Medikamentierung mit Kaliumjodidtabletten. Und auch hier wieder: Es gibt keine gesicherten Erkenntnisse, ob und für welche Bevölkerungsgruppe die Jodtabletteneinnahme eine Gesundheitsgefahr bedeutet; ebenso wenig besteht Klarheit darüber, ob die erhoffte positive Wirkung auch eintritt. Zudem beschränken sich die Notfallmaßnahmen zwangsläufig auf ^{131}Jod mit seiner kurzen Halbwertszeit. Unterdrückt wird dabei, dass immer auch ^{129}Jod mit einer sehr langen Halbwertszeit Teil eines Fall-outs ist und dass nicht nur die Schilddrüse betroffen ist, sondern die Radionukleide Strontium zu schweren Knochenschäden und Cäsium zu Gewebeschäden führen können.

Das Spurenelement Jod ist ein wichtiger Bestandteil der Schilddrüsenhormone T_3 (Trijodthyronin) und T_4 (Tetrajodthyronin/Thyroxin). Es liegt im Organismus überwiegend als Jodid vor. Jod aus dem Blut wird vor allem von der Schilddrüse, aber in geringem Umfang auch von der Magenschleimhaut und den Speicheldrüsen angereichert. Zu hohe Joddosen hemmen ebenso wie Jodmangel die Hormonproduktion der Schilddrüse.

Kontakte:

- Selbsthilfegruppe Jod macht krank
  Doris Acklin, Oberwilerstrasse 45, CH-4106 Therwil
- Deutsche Selbsthilfegruppe der Jodallergiker, Postfach 2967, D-54219 Trier

Proton, Neutron und Nukleid

Jede Materie, ob belebt oder unbelebt, setzt sich aus Atomen zusammen. Griechische Philosophen wie Demokrit waren überzeugt, dass sich die komplexe Vielfalt der Naturerscheinungen aus einem einzigen, allumfassenden Prinzip herleiten lasse, dem Atom, was wörtlich übersetzt »unteilbar« bedeutet. Dieser These widerspricht heute die Naturwissenschaft. Ein Atomkern besteht aus Protonen und Neutronen, die gemeinsam als Nukleonen bezeichnet werden (lat. nucleus, *»Kern«). Um den Atomkern kreisen negativ geladene Elektronen. Jedes Element hat eine spezielle Anzahl von Protonen. Die Zahl der Protonen wird Ordnungszahl genannt und prägt die charakteristischen Eigenschaften eines bestimmten Elements. Beispiel: Ein Wasserstoffatom besitzt nur ein einziges Proton, ein Sauerstoffatom dagegen 8, ein Kobaltatom 27, Jod 53 und ein Bleiatom sogar 82 Protonen. Das Element Jod hat also immer – sonst wäre es kein Jod – 53 Protonen. Die unterschiedlichen Atomarten desselben Elements werden Isotope genannt. Da sie zum gleichen Element gehören, stehen sie im Periodensystem der Elemente auch an gleicher Stelle (*iso, *»gleich«,* topos, *»Ort«). Die Anzahl der Protonen ist also immer konstant, während die Anzahl der Neutronen variabel ist.*

Nun kann bei ein und demselben Element der Atomkern unterschiedlich viele Neutronen haben. Diese unterschiedliche Anzahl spielt eine entscheidende Rolle bei der Radioaktivität der Elemente. Um solche Untersorten genau zu kennzeichnen, wird dem Elementnamen – zum Beispiel Jod (Kürzel I), Cäsium (Kürzel Cs) oder Kobalt (Kürzel Co) – eine **hochgestellte Zahl** *beigefügt, die angibt, wie viele Neutronen insgesamt im Kern enthalten sind, also beispielsweise ^{131}I, ^{137}Cs oder ^{60}Co. Von den meisten Atomen gibt es viele Varianten – von Jod 33, von Kobalt immerhin noch 8. Die unterschiedlichen Kerne etwa der 33 verschiedenen Jod-Untersorten heißen Isotope oder Nukleide. Handelt es sich um ein radioaktives Atom wie bei ^{129}Jod oder ^{131}Jod, dann wird von einem Radioisotop beziehungsweise von einem Radionukleid gesprochen.*

Wie schnell sich ein Atomkern umwandelt, ist weder von Hitze noch von Kälte, Druck oder ähnlichen Phänomenen zu beeinflussen. Die Umwandlungsgeschwindigkeit wird mit Becquerel (Bq) angegeben, wobei 1 Bq eine Umwandlung pro Sekunde bedeutet. Wird eine radioaktive Substanz wie ^{129}Jod oder ^{131}Jod aufgenommen, so kann sich diese im Körper umwandeln. Die Zeitspanne, in der die Hälfte wieder ausgeschieden ist, wird als biologische Halbwertszeit bezeichnet – bei ^{131}Jod beträgt sie 138 Tage. In dieser Zeit *wird Jod also zur Hälfte in der Schilddrüse abgebaut. Die Umwandlung in der Natur heißt physikalische Halbwertszeit. Hier zeigt sich die riesengroße Spanne der Radionukleide: ^{129}Jod weist eine physikalische Halbwertszeit von 1,6 x 107 Jahren auf, ^{131}Jod von 8,7 Tagen und ^{123}Jod gar nur 16 Stunden. Deshalb ist auch das Argument falsch, die Wolke mit radioaktivem Jod sei nach einem schweren Atomkraftwerk-Unfall zu Beginn zwar groß, verschwinde aber wegen der kurzen Halbwertszeit bald wieder. Der Fall-out besteht nicht nur aus ^{123}Jod und ^{131}Jod, sondern eben auch aus ^{129}Jod sowie Strontium und Cäsium mit langen, bis Generationen überdauernden Halbwertszeiten. Gerade Strontium und ^{129}Jod können sich im Knochenmark einlagern und schwere gesundheitliche Schäden verursachen.*

Funktion und Wirkungsweise

Jod dient der Schilddrüsenhormon-Synthese und nimmt Einfluss auf Immunfunktionen, den Fettstoffwechsel und entzündliche Erkrankungen.

Zufuhrempfehlungen für Jod in µg

Die empfohlene tägliche Jodzufuhr beträgt laut D-A-CH 150 bis 200 µg.

Vorkommen von Jod in µg pro 100 g Nahrungsmittel

Jodiertes Speisesalz	2500	Kelp (Meeresalge)	2000
Crevetten, Seelachs	250	Kabeljau, Dorsch	120
Hering, Thunfisch	75	Makrele	70

Mangelzustände, Krankheiten und therapeutischer Einsatz

Jodmangel kann zu einer erhöhten Fehlgeburtenrate führen, die Gefahr von Kropfbildung erhöhen, er beeinträchtigt zudem das Wachstum. Der Mangel an Schilddrüsenhormonen, verursacht durch Jodmangel, Hypothyreose genannt, verursacht Müdigkeit, niedrigen Puls, Antriebslosigkeit, niedrigen Blutdruck und trockene Haut.

Überdosierungen und Gefahren

Die eigentlichen Gefahren bestehen nicht in Überdosierungen von Jod, sondern in der diffusen Verteilung von Kaliumjodid in der gesamten Nahrungskette. Viele Menschen reagieren auf geringe Spuren von Jod mit Krankheitszeichen, und die Hyperthyreosen, also die Übererregbarkeit der Schilddrüse, ist ein weitverbreitetes und schwer zu beeinflussendes Krankheitsbild.

Die Schilddrüse, ein Schlüsselorgan

Bei den Regelsystemen des Stoffwechsels und der Steuerung von Lebensvorgängen und vielen Lebensäußerungen kommt immer wieder die Schilddrüse ins Spiel. Sie nimmt im Hormonsystem eine zentrale Funktion ein. Die Schilddrüse, die am Hals vor dem Kehlkopf liegt, besteht aus zwei Lappen und wiegt etwa 30 Gramm. Besteht ein Mangel an den beiden Schilddrüsenhormonen Thyroxin und Trijodthyronin, dann sind nicht nur Stoffwechsel und Herzschlag verlangsamt, sondern auch das Denken; dauernde Müdigkeit führt zu Schlafsucht und Apathie. Der reduzierte Energieumsatz des Stoffwechsels hat auch Gewichtszunahme zur Folge. Schilddrüsenhormonmangel im Kindes- und Jugendalter stoppt das Knochenwachstum und die Entwicklung der inneren Organe. Auch die Entfaltung des Gehirns wird gehemmt.

Neben der Beeinflussung von Wachstum und Reifung bei jungen Menschen steuern die Schilddrüsenhormone zeitlebens die Sauerstoffaufnahme der Körperzellen. Der Sauerstoff, den wir mit der Luft einatmen, ist für die Oxidation der Nahrungsteilchen erforderlich, welche aus dem Dünndarm ins Blut übergehen und über den Blutstrom in die Körperzellen gelangen. Die Schilddrüsenhormone fördern die Aufnahme des Sauerstoffs. Wir können daher sagen: Je mehr Schilddrüsenhormone ins Blut abgegeben werden, desto mehr Sauerstoff wird von den Zellen aufgenommen.

Wichtig ist es, dem Körper über die Stoffwechselregulationen das richtige Maß an Sauerstoff zur Verfügung zu stellen. Darauf hat die Ernährung einen erheblichen Einfluss. Enge Beziehungen bestehen zwischen Vitamin A, dem Retinol, und der Schilddrüse. Vitamin A ist ein Antagonist, ein Gegenspieler der Schilddrüsenhormone. Bei einer gesteigerten Schilddrüsenfunktion ist daher eine Vitamin-A-reiche Kost besonders wichtig (Mangos, Karotten).

Die Ruhekonzentration von Schilddrüsenhormonen sorgt für einen ausgeglichenen Wärme- und Wasserhaushalt des Körpers. Bei Hyperthyreosen, Schilddrüsenüberfunktionen, führt eine vermehrte Sauerstoffaufnahme zu einem Proteinabbau, auch einem Abbau der Fettdepots und einem rasanten Verbrauch der Kohlenhydratreserven. Schwere Fälle führen zur Auszehrung, da nicht nur Nahrungsbestandteile, sondern auch körpereigene Substanzen abgebaut werden. Doch auch schon leichte Schilddrüsenüberfunktionen können die Lebensqualität beeinträchtigen: Die Betroffenen haben erhöhte Pulsfrequenzen und Blutdruckwerte, sie schwitzen häufig, leiden an Schlaflosigkeit, sind nervös und voller Unrast.

Kalium, die pflanzliche Asche

Kalium ist einer der bekanntesten und wichtigsten Mineralstoffe. Er wurde Anfang des 19. Jahrhunderts aus Pottasche isoliert, woran der englische Name Potassium noch heute erinnert. Der Name Kalium kommt aus dem Arabischen und bedeutet so viel wie »pflanzliche Asche«.

Kalium ist das wichtigste Mineral der Zelle, im interzellulären Raum. Man findet das Mineral überall dort, wo sich wichtige Lebensprozesse abspielen: in den Muskeln, im Gehirn, im Herzen und in der Leber. In der Leber ist der Gehalt besonders hoch, wenn aus Glucose das Glycogen gebildet wird. Im Elektrolytgehalt der Herzmuskelzellen spielt der Kaliummangel eine besondere Rolle, bei dem auch der vielbeklagte körperliche und seelische Stress ausgelöst wird.

Kalium reguliert nicht nur den Wasserhaushalt, sondern hat auch entscheidende Bedeutung für das Säure-Basen-Gleichgewicht wie für Nerven und Muskeln und die Gewebespannung. 98 Prozent des Kaliums befinden sich in den Zellen. Lediglich 2 Prozent sind in Körperflüssigkeiten wie dem Blut gelöst. Der Antagonist des Kaliums ist das Natrium, das sich im extrazellulären Raum, also nicht in den Zellen befindet. Beide Mineralien sollten immer in einem ausgewogenen Verhältnis zueinander mit der Nahrung aufgenommen werden. In dieses fein ausgewogene Zusammenspiel greift mit Magnesium noch ein weiteres Mineral ein, das sich mit Kalium spezifische Aufgaben im Zellstoffwechsel teilt.

Der Mensch ist auf eine ständige Zufuhr von Kalium über die Nahrung angewiesen, das über den Dünndarm resorbiert wird. Das Gesamtkörpervolumen an Kalium beträgt im Schnitt 140 g. Die Regulation des Haushalts erfolgt über die Nieren. Kalium übt Einfluss auf die Herzmuskulatur aus, und ein Mangel gilt heute unbestritten zusammen mit Magnesiummangel als einer der Risikofaktoren für Herz-Kreislauf-Erkrankungen. Häufig gibt sogar das EGK Hinweise auf eine Störung des Kaliumhaushaltes.

Kalium ist zudem besonders wichtig für einen ausgeglichenen Säure-Basen- und Wasserhaushalt. Dabei ist die Natrium-Kalium-Pumpe von großer Bedeutung. Natrium und Chlorid regeln zusammen mit Kalium den osmotischen Druck der Körperflüssigkeiten und damit die Gewebespannung. Natrium und Chlor halten das Wasser im Gewebe zurück, Kalium fördert den Wasserentzug aus dem Gewebe. Natrium und Kalium wirken als Gegenspieler: Natrium wird dabei ständig aus der Zelle herausgepumpt, während Kalium in die Zelle hineingepumpt wird.

Da die Niere das Hauptausscheidungsorgan für Kaliumverluste ist, sind bei Nierenerkrankungen erhebliche Kaliumverluste möglich. Gefürchtet sind Kaliummangelerkrankungen (Hypokaliämien) vor allem bei Diabetikern, da es bei notfallmäßiger schneller Verabreichung größerer Insulinmengen durch Störungen des Kaliumhaushaltes zu Komplikationen wie Kollaps oder Herzstillstand kommen kann.

Da alle Mineralien und Spurenelemente nur in gelöster Form die Zellmembran passieren können, bildet Wasser das universelle Lösungsmittel für die Versorgung der Zellen mit Nährstoffen (siehe Seite 131).

Funktion und Wirkungsweise

Die Bedeutung des Kaliums lässt sich an den Organsystemen erkennen, in denen es wichtige Aufgaben erfüllt: Herz-Kreislauf-System, im Blutplasma, bei der Aktivierung von Hormonen wie dem Insulin und der Auslösung von enzymatischen Wirkungen, im Säure-Basen-Haushalt, in den Muskeln und in den Nervenzellen. Damit ist klar, dass Störungen im Kaliumhaushalt oder Mängel in der Versorgung zu erheblichen Beschwerden führen können.

Zufuhrempfehlungen für Kalium

Die Zufuhrempfehlung für Kalium liegt bei 4000 bis 5000 mg am Tag.

Vorkommen von Kalium in mg pro 100 g Nahrungsmittel

Sojamehl	1800	Weiße Bohnen	1310
Mandel	835	Linsen	810
Rosinen	780	Sonnenblumenkerne	710
Dattel, Haselnuss, Spinat	635	Roggen, Weizen	500
Feldsalat, Nüsse	420	Banane	400
Blumenkohl	330	Karotten	290
Aprikose	280	Apfel	145

Mangelzustände, Krankheiten und therapeutischer Einsatz

Kaliummangel ist nur bei extrem einseitiger Ernährung zu befürchten. Häufiger entsteht ein Mangel durch Missbrauch von Abführmitteln oder Entwässerungspräparaten, beim unsachgemäßen Fasten, bei starkem Durchfall vor allem von Kleinkindern, bei starkem Erbrechen oder bei Einnahme von Herzmedikamenten wie Digitalispräparaten. Allerdings vermindert ein hoher Natriumgehalt der Nahrung die Kaliumresorption im Darm. Bei der heutigen Normalkost liegt das Kalium-Natrium-Verhältnis bei 1:3 oder gar 1:4. Aufgrund der Verzehrsempfehlungen (Kalium 4 bis 5 g, Natrium 5 bis 6 g) müsste es jedoch bei etwa 1:1,3 liegen.

Typische Anzeichen für einen Kaliummangel sind Müdigkeit, Inaktivität, Muskelschwäche, Übelkeit, Ödeme (Wasseransammlungen), Herzrhythmusstörungen.

Therapeutisch hat sich Kaliumcitrat besser bewährt als Kaliumchlorid. Neben der Hypokaliämie mit Mangelsymptomen ist auch die Hyperkaliämie, also das Zuviel, bekannt. Ursache sind unter anderem Nierenerkrankungen, Übersäuerung, schwere Verbrennungen oder Infekte.

Überdosierungen und Gefahren

Zu viel Kalium kann über die Nahrung nicht zugeführt werden. Dies ist nur über medikamentöse Einnahme möglich, allerdings kaum bekannt. Bei der Einnahme von Kaliumpräparaten kann es zu Durchfällen kommen.

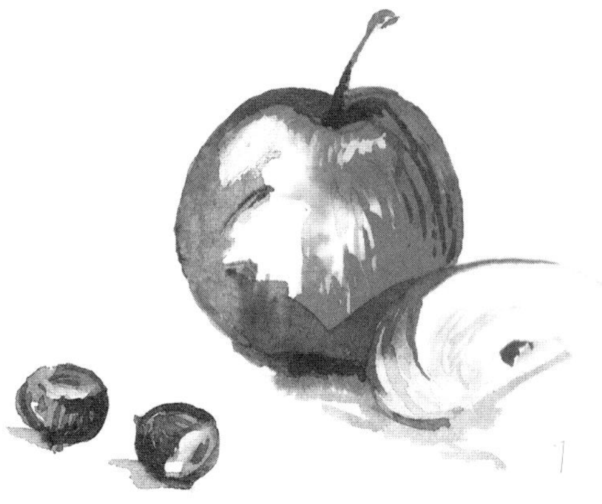

Exkurs: Obst, Gemüse und der Wasserhaushalt

Der Mensch ist auf ständige ausreichende Wasserzufuhr angewiesen. Zwischen dieser Zufuhr und der Abgabe muss ein Gleichgewicht bestehen. Ein Erwachsener nimmt in 24 Stunden etwa 2 bis 2,5 l Flüssigkeit auf und scheidet sie über Niere, Lunge, Haut, Urin und Stuhl wieder aus. Diese Werte schwanken je nach Zusammensetzung der Nahrung stark. Wer viel tierisches Eiweiß, isolierte Kohlenhydrate und gehärtete Fette isst, wird einen höheren Flüssigkeitsbedarf haben – wer dagegen viel pflanzliche Kost mit einem hohen Wassergehalt zu sich nimmt, kommt mit weniger Getränken aus.

Ein Getränk zur Deckung des täglichen Flüssigkeitsbedarfs muss eine wichtige Anforderung erfüllen: Es darf nicht oder nur unwesentlich nierenpflichtig sein, also unser wichtigstes Ausscheidungsorgan nicht belasten. Geeignet ist also Wasser oder auch ein ungesüßter Tee aus Fruchtschalen, Lindenblüten, Zitronenmelisse und so weiter. Milch und jede Form von Süßgetränken dienen wie Kaffee und Alkohol nicht der Deckung des Flüssigkeitsbedarfs, sondern sind nierenpflichtig.

Die Mineralstoffversorgung sollte über die Nahrung sichergestellt werden. Die Pflanze nimmt die mineralischen Elemente über die Wurzeln in flüssiger Form aus dem Erdboden auf und baut sie über die Photosynthese in organische Substanz ein. Nur die Pflanze ist also in der Lage, die mit den Wurzeln aufgenommenen anorganischen Mineralstoffe zu assimilieren und in organische Bindungen überzuführen. Durch die von ihr vollbrachte Substanzumwandlung wird die Aufnahme, die Resorption, durch den menschlichen Dünndarm erleichtert.

Nicht gegen den Durst trinken

Durst ist ein Signal des Körpers wie Hunger. Es ist unsinnig und sogar ungesund, dauernd ohne Durstgefühl erhebliche Mengen Wasser zu trinken, um irgendwelchen vorgegebenen Normen gerecht zu werden. Damit wird der vom Körper sorgsam gehütete Elektrolythaushalt, der Haushalt der Mineralstoffe, in Unordnung gebracht. Es besteht die Gefahr, dass die Körperflüssigkeiten wie Blut und Lymphe verwässert werden. Die sogenannten Osmoserezeptoren sorgen dafür, dass überflüssiges Wasser möglichst schnell über die Blase wieder ausgeschieden wird.

Obst und Gemüse bestehen zu über 90 Prozent aus Wasser. Dieser große Wasserreichtum hat zur Folge, dass bei einer Ernährung mit viel frischer Kost der Flüssigkeitsbedarf des Körpers geringer wird. Das in den Pflanzenzellen enthaltene Wasser ist für unseren Organismus von besonderer Qualität, da es vom Stoffwechsel gut aufgenommen werden kann. Bei Nieren- oder bei Erkrankungen des Herzgefäßsystems ist es also wichtig, viel frisches Obst und Gemüse zu essen. Es ist gut, darauf zu achten, dass in der industriellen Landwirtschaft mit den hohen Gaben an Stickstoffdüngern auch die pflanzliche Eiweißqualität abfällt. Vor allem ändert sich dadurch der Gehalt an Mineralstoffen: Der Kaliumgehalt nimmt stark ab, dafür steigt der Natriumgehalt, der in einer kochsalzbetonten Kost ohnehin schon zu stark vertreten ist. Das Kalium-Natrium-Verhältnis der Nahrung steht in direktem Zusammenhang mit Herz-, Gefäß- und Herz-Kreislauf-Erkrankungen, die meist unbemerkt und schleichend beginnen.

Dörrobst, ein Mineralienkonzentrat

Dörrobst ist durch den Wasserentzug ein eigentliches Konzentrat vor allem von wertvollen Mineralien, aber auch Vitaminen. Überraschenderweise zeigt sich das bei einigen Obstarten sogar beim wärmeempfindlichen Vitamin C. Eine kurze Gegenüberstellung mag das verdeutlichen.

	Calcium	Kalium	Magnesium	Vitamin C
Äpfel, frisch	7 mg	122 mg	6 mg	12 mg
Äpfel, gedörrt	31 mg	622 mg	12 mg	2 mg
Aprikosen, frisch	17 mg	280 mg	9 mg	10 mg
Aprikosen gedörrt	82 mg	1370 mg	50 mg	12 mg
Bananen, frisch	8 mg	380 mg	6 mg	11 mg
Bananen, gedörrt	32 mg	1480 mg	42 mg	7 mg
Birnen, frisch	9 mg	128 mg	8 mg	5 mg
Birnen, gedörrt	35 mg	580 mg	52 mg	7 mg

Ins Auge sticht, wie stark sich die Kaliumwerte in den gedörrten Früchten erhöhen. Dieses wichtige Mineral übt Einfluss auf die Herzmuskulatur aus, und ein Mangel gilt als einer der Risikofaktoren für Herz-Kreislauf-Erkrankungen.

Kobalt und die neckischen Geister

Der Name Kobalt führt auf eine geheimnisvolle Fährte, in die Welt der Mythen und Sagen: Er geht auf das mittelhochdeutsche Wort »Kobold« zurück, also auf die neckischen Hausgeister, die Gutes tun, aber auch Schaden anrichten können, ähnlich wie die Nickel oder Nickeln. Damit ist auch die Wirkweise des Spurenelements Kobalt gut umschrieben, obwohl die Namensgebung natürlich andere Hintergründe hatte: Bergleute in früheren Zeiten schrieben die Verunreinigung der für sie wertvollen Erze wie etwa Eisen durch nicht nutzbare wie Kobalt, Chrom, Wolfram und Nickel den Berggeistern und Kobolden zu. Kobalt, ein silberweißes Mineral mit leicht rötlichem Schimmer, war im Mittelalter wegen seines hohen Schmelzpunktes nicht verhüttbar, daher also unbrauchbar und – von Kobolden beherrscht. Die Namensübertragung von den neckischen Hausgeistern auf das Metall vollzog sich in den meisten indogermanischen Sprachen.

Als Spurenelement ist Kobalt im menschlichen Körper nur in geringen Mengen enthalten – in etwas höheren Konzentrationen in Leber, Milz, Bauchspeicheldrüse und Nieren. Trotzdem ist Kobalt für unsere Gesundheit von großer Bedeutung.

Es ist Hauptbestandteil des blutbildenden Vitamins B_{12}, auch Cobalamin (synthetische Formen: Cyanocobalamin und Hydroxycobalamin) genannt. Das jüngste aller entdeckten Vitamine ist lebenswichtig für die Bildung und Reifung der roten Blutkörperchen und den roten Blutfarbstoff Hämoglobin, den Stoffwechsel der Nervenzellen, den Aufbau des Stresshormons Serotonin, für die Umwandlung von Folsäure in eine aktive Form sowie den Zellkern beziehungsweise die Erbsubstanz. Auch die Fruchtbarkeit des Spermas ist von einer ausreichenden Resorption von Vitamin B_{12} abhängig.

Beim Fehlen dieses Vitamins mit dem Metallatom Kobalt kommt es zu einer Beeinträchtigung des Eiweißaufbaus in den Zellen. Am deutlichsten tritt dies bei der Blutbildung im Knochenmark in Erscheinung. Durch eine Reifungsstörung werden rote Blutzellen (Erythrozyten) ins Blut abgegeben, die eine kürzere Lebensdauer haben, was schließlich zu einer perniziösen Anämie (lat. *perniciosus*, »bösartig«) führen kann. Bei dieser Erkrankung ist die Bildung von roten Blutkörperchen erheblich eingeschränkt.

Kobalt verbessert nicht nur die Resistenz und die Lebensdauer der roten Blutkörperchen, sondern verstärkt auch die Eisenresorption im Blut. Beide Elemente sind für die Blutbildung und auch für die Therapie von Anämie

– Kobalt gebunden an Vitamin B_{12} – wichtig. In der Literatur wird erwähnt, dass es in der Sportmedizin Versuche gegeben hat, Piloten und Bergsteigern durch Kobaltgaben bei Sauerstoffmangel eine bessere Anpassung zu ermöglichen. Offensichtlich ist es aber bei Versuchen geblieben.

Allerdings besteht für den Menschen nach heutigem Erkenntnisstand nur ein Bedarf an Kobalt als Co_2+-Ion in der organisch an Vitamin B_{12} gebundenen Form. Kobalt gilt im Vergleich mit anderen Spurenelementen als wenig toxisch. Immerhin sind in verschiedenen Gebieten mit erhöhten Kobaltgehalten der Böden vor allem Schilddrüsenprobleme, aber auch Appetitlosigkeit und Immunschwäche aufgetreten. Die Aussagen einer relativ geringen Toxizität für das Spurenelement Kobalt gelten nicht für das Radioisotop (siehe Seite 125).

Bis zum 17. Jahrhundert, als begonnen wurde, Kobalt als mineralisches Pigment für die Blaufärbung zu benutzen, galt das Element als wertlos – von Kobolden beherrscht. Viele Künstler haben die lichtechte, säure- und basenbeständige Kobaltfarbe benutzt, um das strahlende Blau des Himmels wiederzugeben. Aufgrund der hohen Temperaturbeständigkeit wurde und wird Kobaltblau noch vielfach als Porzellanfarbe verwendet. Kobalt ist in Form von Cobalt Octoat ein viel verwendeter additiver Trockenstoff – es wird also als Trocknungszusatz auch ökologischen Farben zugegeben. Kobalt ist Bestandteil von Metalllegierungen beispielsweise bei Spiralbohrern, die thermisch besonders belastbar sein müssen, und das Metall taucht bei Elektrowerkzeugen und im Maschinenbau gelegentlich auf. Kobaltverbindungen waren auch lange Zeit viel verwendete Schaumstabilisatoren im Bier, was aber mittlerweile verboten ist. Ein Berufsfotograf erzählte mir, dass er bei Werbeaufnahmen für Bierbrauereien immer einen Kobaltspray verwendet habe, mit dem die Schaumkrone auf dem Bierglas für längere Zeit stabil gehalten werden konnte.

Kupfer und die Pigmente für Haut und Haar

Kupfer ist ein lebenswichtiger Mikronährstoff, ein essenzielles Element für Pflanze, Tier und Mensch. Das rötlich-braune Metall bietet uns als Spurenelement Schutz vor Herz-Kreislauf-Erkrankungen und Arthritis und unterstützt das Immunsystem. Wir kennen zudem eine Reihe von Enzymen, für deren Funktion Kupfer mitverantwortlich ist. Kupfer ist zwar nicht wie Eisen ein Bestandteil des Hämoglobins, des roten Blutfarbstoffs, jedoch für dessen Bildung nötig. Ohne Kupfer ist keine Bildung von Melanin, des Farbpigments von Haut und Haaren, möglich, und das Metall ist über Enzyme daran beteiligt, dass Skelett und Bindegewebe gebildet werden und dass Zentralnerven- und Immunsystem funktionieren. Ohne Kupfer wäre also Leben nicht denkbar.

Doch bereits seit dem Mittelalter sind auch Kupfervergiftungen bekannt. Bei Kupferschmieden wurde beobachtet, dass sie unter Krämpfen, Koliken und schlechter Nährstoffverwertung litten. Bekannt sind als Symptome chronischer Kupferüberbelastungen auch Nervosität, Müdigkeit, Migräne, Schlafstörungen sowie entzündliche Prozesse. Kupfer gilt zwar nicht wie Blei und Cadmium als ein ausgesprochen umwelttoxisches Metall, doch sind beispielsweise in Weinbergen durch das Spritzen von Kupfervitriol und anderen Kupferverbindungen gegen den falschen Mehltau große Schäden angerichtet worden. Die Balance zwischen der essenziellen und der umweltschädigenden Wirkung von Kupfer ist schwierig zu erreichen.

Möglichen Schädigungen durch Kupfer ist lange wenig Beachtung geschenkt worden und Symptome von schleichenden Vergiftungen wurden kaum wahrgenommen oder falsch gedeutet. In Luzern haben Baubiologen vor einiger Zeit nachgewiesen, dass durch Kupferregenrinnen und Kupferdächer über das Regenwasser hohe Bodenbelastungen entstehen können.

Zufuhrempfehlungen für Kupfer

Die empfohlene tägliche Kupferzufuhr beträgt laut D-A-CH 1 bis 1,5 mg, der therapeutische Bereich liegt bei 2 bis 4 mg.

Vorkommen von Kupfer in mg pro 100 g Nahrungsmittel

Portwein, Sherry, Wermut	10	Rinderleber	4
Sonnenblumenkerne	3	Austern	2,5
Hülsenfrüchte	1	Haselnüsse, Mandeln	1
Emmentaler, Aprikosen, Pflaumen	1	Meeresfische	0,2

Magnesium und die Wirkung seiner 300 Enzyme

Magnesium ist neben Calcium, zu dem es eine physiologische Gegenspielerfunktion einnimmt, am Aufbau und an der Erhaltung des Skelettsystems und der Zähne entscheidend beteiligt und stabilisiert den inneren Aufbau der Zellen. Weiterhin steuert es Muskel- und Nervenfunktionen; durch die Magnesiumkonzentration wird unter anderem die Muskelkontraktion gesteuert. Es sind bislang etwa 300 Enzyme bekannt, die für ihre Aktivität Magnesium benötigen. Vor allem im Energiestoffwechsel wird Magnesium zur Stabilisierung des Adenosintriphosphat (ATP) benötigt. ATP ist zusammen mit ADP (Adenosindiphosphat) eine Schlüsselsubstanz der biologischen Energieübertragung im sogenannten Intermediärstoffwechsel. Eine zu niedrige Magnesiumkonzentration in den Zellen bedeutet daher, dass alle Stoffwechselprozesse verlangsamt werden.

Magnesium und Calcium sorgen für ein Gleichgewicht in vielen Stoffwechselprozessen, um einmal das eigentlich wenig zutreffende Wort Gegenspieler zu vermeiden. Wo wir hinschauen – bei Hormonen, Enzymen, Vitaminen, Mineralstoffen oder Spurenelementen – jede Aktion im Körper kennt einen Ausgleichsfaktor, der für die Balance, die Homöostase sorgt (siehe Seite 137). Magnesium ist ebenso wie Calcium und Phosphor am Aufbau von Knochen und Zähnen beteiligt. Auch hier ist es wichtig, dass die Mineralien in einem ausgewogenen Verhältnis stehen. Im Nervensystem kommt Magnesium die wichtige Aufgabe zu, das Zusammenziehen und Erschlaffen zu regulieren.

In den letzten Monaten der Schwangerschaft wird Magnesium oft auch zur Hemmung einer vorzeitigen Wehentätigkeit von den Gynäkologen verschrieben. Magnesium gilt als Antistress- und Antischmerzmineral. Ein Mangel wird mit Arthrose, arthritischen Schmerzen, Herz-Kreislauf-Erkrankungen, Wadenkrämpfen und vielen anderen Gesundheitsproblemen wie schlechte Wundheilung und Störungen des vegetativen Nervensystems in Verbindung gebracht.

Bekannt ist, dass eine längerzeitige Einnahme von Magnesiumchlorid zu Schwindel führen kann. Die Magnesiumsalze und auch die organischen Magnesiumpräparate – auch wenn sie in der Regel gut vertragen werden – können die Aufnahme verschiedener Medikamente aus dem Magen-Darm-Trakt hemmen. Zudem besteht eine Wechselwirkung mit Lithium, das für die Behandlung manisch-depressiver Erkrankungen eingesetzt wird.

Phytin und die Phytase

Das Phytinproblem beziehungsweise die Phytase gibt immer wieder zu Diskussionen Anlass. Im Getreidekorn befindet sich ein Stoff, das Phytin, der aus ringförmig gebundenem Schwefel besteht. Es kann Mineralien wie Magnesium, Calcium und Eisen an sich binden, so dass diese für den Menschen wichtigen Aufbaustoffe nicht mehr verfügbar sind, sondern als Phytinsalze ausgeschieden werden. Alle Getreide enthalten Phytin in mehr oder weniger großen Mengen. Dieses bildet sich allerdings erst im reifen Korn. So ist Grünkern, der in der Milchreife geerntete und gedarrte Dinkel, praktisch phytinfrei. Phytin kommt neben Getreide auch in anderen Lebensmitteln wie Erbsen, Bohnen, Linsen, Sesam und Sonnenblumenkernen vor. Wie kann das Phytin nun abgebaut werden, damit es zu keinen Unverträglichkeiten kommt und die Mineralstoffe resorbierbar sind? Das kann auf mehreren Wegen geschehen. Die Schwefelverbindung ist nicht geschützt gegen Säuren. Eine Zubereitung von Frischgetreide mit Zitrone, Molke oder Yoghurt forciert den Abbau. Dieser lässt sich aber auch mit dem Einweichen im Wasser erreichen. Dieser Abbauvorgang mit Hilfe von Enzymen wird Phytase genannt. Ein vollkommener Abbau durch die Phytase erfolgt nach etwa 10 bis 12 Stunden.

Gleichgewicht – Balance – Homöostase und die Nieren

Bei den durch die Nieren aufrechterhaltenen Stoffwechselregulationen wird von Homöostase gesprochen. Die Niere spielt zwar eine zentrale Rolle, doch betrifft die Homöostase das Gleichgewicht, die Balance aller für den Körper wichtigen Faktoren, den Ausgleich der Gegensätze, das natürliche Streben des Organismus nach Harmonie, um das Leben erhalten zu können.

Voraussetzung dafür ist das Regulationsvermögen des Körpers, durch das ein gleichmäßiges Binnenklima geschaffen wird. Wir sehen das wohl am deutlichsten bei der Körpertemperatur, die sich bei Hitze und Kälte immer in der gleichen Spannbreite bewegt, wobei auch eine leichte Erhöhung in den Bereich des Fiebers zu den wichtigen Regulationsmechanismen zählt. Die Niere ist deshalb das zentrale Organ der Homöostase, weil sie eine ganze Reihe lebenswichtiger Aufgaben im Organismus zu erfüllen hat: Abfiltern und Ausscheiden von Stoffwechselschlacken aus dem zirkulierenden Blut – Regulation des Wasserhaushaltes, Regulation des Mineralstoffhaushaltes und des Säure-Basen-Haushaltes, was letztlich auch großen Einfluss auf die Resorption der Vitamine und Mineralien hat.

Das Gleichgewicht zwischen Säuren und Basen ist eine notwendige Voraussetzung für den optimalen Ablauf aller Funktionen im lebenden Organismus, es ist in der Schulmedizin lange kaum beachtet worden. Über die Lunge kann zur Regulation mit der Atmungsluft nur Kohlensäure ausgeschieden werden. Die Hauptbelastung durch nichtflüchtige Säuren muss die Niere auffangen. Die in den Industrieländern übliche Nahrung mit dem markanten Säureüberschuss belastet daher auch das Säure-Basen-Gleichgewicht. Wenn der Regulationsmechanismus durch ständige Überforderung mit der Zeit erlahmt, kommt es zu Stoffwechselstörungen. Eine Veränderung des inneren Milieus, ein dauerndes Ungleichgewicht der Homöostase wirkt auf alle Organe und Körperzellen ein und bildet die Hauptursache vieler chronischer Erkrankungen.

Funktion und Wirkungsweise

Magnesium hat Einfluss auf die Reizübertragung vom Nerv auf den Muskel, auf die Freisetzung von Adrenalin und die Knochenmineralisation. Außerdem ist es für die Aktivierung von über 300 Enzymen verantwortlich, was seine Bedeutung für den Stoffwechsel unterstreicht. Als Hemmer der Blutgerinnung kann Magnesium prophylaktisch gegen Thrombosen (Blutgerinnsel) wirken.

Zufuhrempfehlungen für Magnesium

Die empfohlene tägliche Magnesiumzufuhr beträgt 300 bis 400 mg, im therapeutischen Bereich 300 bis 1500 mg.

Vorkommen von Magnesium in mg pro 100 g Nahrungsmittel

Weizenkleie	580	Sonnenblumenkerne	420
Weizenkeime	240	Nüsse, Mandeln	150
Gerste, Vollreis	150	Schokolade	80
Linsen	75	Spinat	60

Mangelzustände, Krankheiten und therapeutischer Einsatz

Gravierende Mangelerscheinungen sind bei Gesunden und bei vernünftiger Ernährung kaum zu erwarten. Klassische Mangelsymptome sind denen des Calciummangels sehr ähnlich (Muskelkrämpfe, Unruhe, Zittern, Übelkeit, Störungen der Herzfunktionen und Kreislaufbeschwerden). Magnesium-Mangelzustände sind häufig bei Patienten mit Diabetes mellitus, Bluthochdruck, Herzrhythmusstörungen und Krämpfen anzutreffen. Außerdem können bei

Magnesiummangel Nierensteine und Nierenverkalkungen auftreten. Eine Kontrolle des Magnesium-Status ist besonders wichtig bei Herz-Kreislauf-Erkrankungen, bei Einsatz von Diuretika (entwässernde Mittel) und bei einer Therapie mit Anti-Arrhythmika. Magnesium ist gegen Magengeschwüre und bei Herzschwäche nützlich. Magnesiumpräparate werden zur Prophylaxe von Wadenkrämpfen und vorzeitiger Wehentätigkeit eingesetzt.

Magnesium wird vom Körper wesentlich besser in organischen Verbindungen wie Magnesiumcitrat, -aspartat oder -glutamat als in anorganischen Verbindungen wie Magnesiumcarbonat oder Magnesiumoxid aufgenommen.

Überdosierungen und Gefahren

Außer einer abführenden Wirkung kommt es bei Magnesium nur bei Nierenerkrankungen und bei länger andauernder parenteraler Ernährung (Infusionen unter Umgehung des Verdauungstrakts) zu Überdosierungsproblemen.

Mangan und die gehärteten Schwerter

Mangan ist eines der Spurenelemente, die zwar dem Namen nach bekannt sind, denen wir jedoch kaum besondere Beachtung in unserer Ernährung schenken. Unbestritten ist: Mangan gehört zu den essenziellen Spurenelementen, die der Körper für viele Funktionen benötigt. Es ist ein graues, sehr hartes, aber sprödes Schwermetall. Reines Mangan kommt auf der Erde nicht vor, es liegt vor allem als Mangandioxid oder als Mangansulfid vor.

Mangan wurde einst zur Härtung der Schwerter verwendet. Derartige Manganstähle werden auf Grund ihrer Härte, Haltbarkeit und Wärmebeständigkeit heute noch im Schienenbau, bei Gewindebohrern oder Schmiedewerkzeugen eingesetzt.

Mangan ist für den Menschen ein lebensnotwendiges Spurenelement. Der Körper benötigt es für das Wachstum der Knochen, außerdem ist es an der Bildung verschiedener Enzyme beteiligt. Der menschliche Körper enthält etwa 10 bis 40 mg Mangan. Davon befinden sich etwa 40 Prozent in den Knochen. Weiterhin ist Mangan in der Leber, den Nieren, in der Bauchspeicheldrüse, in den Muskeln sowie in Haarpigmenten zu finden.

Mangan ist im Körper vor allem am Aufbau der Bindegewebe beteiligt und trägt zum Abbau von Aminosäuren und Fetten bei. Es wird zudem für die Insulinsynthese und -sekretion sowie für die Bildung von Harnstoff benötigt. Außerdem ist Mangan notwenig für die Herstellung der Botenstoffhormone Melanin und Dopamin. Mangan aktiviert eine Reihe von Enzymen, die als Antioxidans wirken, und trägt zur Verwertung von Vitamin B_1 bei.

Mangan ist auch an der Knochenbildung beteiligt. Bei Osteoporosetherapien sollte neben Calcium auch immer an Mangan gedacht werden. Eine Mangansubstitution, bei tiefen Manganwerten in der Haarmineral- oder Blutanalyse, muss hochdosiert sein und unter ärztlicher Kontrolle erfolgen.

Zufuhrempfehlungen für Mangan in mg

D-A-CH empfiehlt eine tägliche Mangan-Zufuhr von 2 bis 5 mg.

Vorkommen von Mangan in mg pro 100 g Nahrungsmittel

Weizenkeime	9	Haselnüsse	5,9
Haferflocken	4,9	Sojamehl	4
Vollkornbrot	2,3	Mandeln	2
Weiße Bohnen	2	Reis	1

Molybdän und der Glanz des Bleis

Molybdän ist ein wichtiger Co-Faktor in vielen zellulären Enzymsystemen, besonders für den Eisen- und Schwefelstoffwechsel. Der Name leitet sich von dem lateinischen Begriff *molybdaena* für »Bleiglanz« ab, da man einst den Bleiglanz nicht vom Molybdänglanz unterscheiden konnte. In der Natur kommt das Schwermetall in elementarer Form nicht vor. Die wichtigste Molybdänverbindung bildet Molybdänsulfid.

In der Technik wird Molybdän in einer Reihe von Legierungen zur Herstellung hochwertiger Werkzeuge gebraucht. Weiterhin findet es als Glühdraht in Lampen, als Heizdraht in elektrischen Heizanlagen oder als Widerstandsdraht Verwendung. Ferner ist es Bestandteil des Anodenmaterials in Elektronenröhren, wie zum Beispiel Röntgenröhren.

Molybdän unterstützt im Stoffwechsel als Co-Faktor eine Reihe wichtiger Enzyme, vor allem solche, die für den Abbau von stickstoff- oder schwefelhaltigen Verbindungen zuständig sind. Hierzu zählen zum Beispiel Aminosäuren, die zu Harnstoff abgebaut werden. Über seine Funktion im Stoffwechsel hinaus ist Molybdän Bestandteil der Zähne. Es hat hier eine bakteriostatische Wirkung, das heißt, es hemmt Bakterien in ihrem Wachstum.

Mangelerscheinungen bei Molybdän sind kaum bekannt. Bei einigen Krankheiten ist jedoch ein Mangel möglich. Dazu gehören chronische Darmentzündungen wie Morbus Crohn sowie angeborene Stoffwechselerkrankungen, aber auch die Störungen der gesunden Darmflora. Außerdem können eine Reihe unspezifischer Symptome wie Erregbarkeit, Nachtblindheit, Kurzatmigkeit, Juckreiz oder Übelkeit entstehen.

Molybdänpräparate können eine Glucose-stabilisierende, insulinähnliche Wirkung haben.

Zufuhrempfehlungen für Molybdän

Die empfohlene tägliche Molybdän-Zufuhr beträgt nach D-A-CH
50 bis 100 µg.

Vorkommen von Molybdän in µg pro 100 g Nahrungsmittel

Sojamehl	180	Rotkohl	120
Dill, Petersilie	120	Weiße Bohnen	100
Kartoffeln	85	Reis	80
Trockenerbsen	70	Spinat	50

Natrium – Grundsubstanz aller Körpersäfte

Ohne unser so häufig gescholtenes Kochsalz, das Natriumchlorid, wäre Leben gar nicht möglich. Es ist von den im Blut enthaltenen Salzen das wichtigste. Eine 0,9-prozentige Kochsalzlösung entspricht der natürlichen Zusammensetzung des Blutserums. Sie wird auch als physiologische oder Ringersche Lösung bezeichnet. Die anderen in geringeren Mengen enthaltenen Salze sind Kaliumchlorid, Calciumchlorid und Natriumbicarbonat. Eine solche Salzlösung ist darüber hinaus die Grundflüssigkeit aller Körpersäfte. Die Salze gelangen durch den Blutkreislauf in die Belegzellen der Magenschleimhaut. Hier wird das Chlor unter Mitwirkung des Enzyms Carboanhydrase abgespalten und mit Wasserstoff zu Salzsäure vereinigt, die für die Eiweißverdauung im Magen unabdingbar ist.

An dieser lebenswichtigen Reaktion sind also nur Kochsalz, Kohlendioxid und Wasser beteiligt, die im Organismus stets zur Verfügung stehen. Die Belegzellen der Magenschleimhaut bilden nicht nur Salzsäure, sondern gleichzeitig Bicarbonat, eine alkalische Substanz, die der Organismus zur Pufferung von Säuren und damit zur Aufrechterhaltung des Säure-Basen-Gleichgewichts benötigt. Die basischen Säfte wandern über das Blut in Leber und Galle, Bauchspeicheldrüse und Darm, um dort ihre Arbeit im alkalischen Bereich zu verrichten (siehe Übersicht Seite 109).

Mit dem Speisebrei aus dem Magen gelangt die Salzsäure in den Zwölffingerdarm. Hier neutralisieren Säuren und Basen einander, so dass wieder Kochsalz und Wasser entstehen. Das Natriumchlorid kommt ins Blut zurück – und der in eindrücklicher Weise haushälterische Kreislauf ist geschlossen.

Es ist gut, sich gelegentlich daran zu erinnern, dass der Körper mit allen Ressourcen haushälterisch umgeht. Wie die beschriebenen Mechanismen zeigen, ist der Organismus in der Lage, mit sehr wenig Kochsalz auszukommen. Die widersprüchlichen und verwirrenden Aussagen zum Kochsalzbedarf haben ihren Ursprung vermutlich in der Nahrungsmittelindustrie, die uns ähnlich wie beim Zucker auch mit Natriumchlorid in vielen Produkten versteckt überreichlich eindeckt. Und das bleibt nicht ohne Folgen. Ich bin allerdings kein Freund von salzarmer Diätkost. Speisen müssen den Gaumen erfreuen und mit Freude verspeist werden. Salz ist dabei wichtig und sollte sorgfältig eingesetzt werden.

Aus dem beschriebenen Kreislauf ergibt sich, dass Natrium nur mit Wasser ausgeschieden werden kann. Es bestehen also enge Beziehungen zwischen

Natrium- und Wasserhaushalt. Wir haben das alle selbst schon erlebt: Nach einer versalzenen Suppe im Restaurant, Fast Food oder mit Geschmacksverstärkern und Salz aufgepäppelten Produkten verspüren wir Durst. Der Körper signalisiert uns, dass er mit einer möglichst neutralen Flüssigkeit – im Idealfall Wasser – überschüssiges Natrium ausscheiden möchte. Für diesen Ausgleich wird das Regulationsvermögen der Nieren beansprucht. Lässt dieses mit der Zeit nach, weil es regelmäßig mit versalzener Industriekost strapaziert wird, steigt der arterielle Blutdruck so weit an, wie es nötig ist, um ein neues Gleichgewicht der Flüssigkeitsbilanz einzustellen.

Funktion und Wirkungsweise

Natrium reguliert den Wasserhaushalt, den osmotischen Druck im Körper, ist wichtig für die Resorption von Nährstoffen und für das Säure-Basen-Gleichgewicht sowie die Nerven- und Muskelfunktionen.

Täglicher Bedarf

Die D-A-CH-Zufuhrempfehlung für Natriumchlorid (Kochsalz) betragen 5 bis 6 g, der durchschnittliche Kochsalzkonsum liegt jedoch doppelt so hoch.

Vorkommen von Kochsalz

Hohe Gehalte an Kochsalz von etwa 1 g pro 100 g Nahrungsmittel enthalten Käse, Wurst, Fertigsuppen, Ketchup, Sojasaucen, Glutamat, gesalzene Oliven. Niedrige Werte von etwa 10 mg pro 100 g sind in Getreidemehlen, Reis, Butter, Kartoffeln, Gemüse, Hülsenfrüchten, Obst und Nüssen enthalten.

Mangelzustände, Krankheiten und therapeutischer Einsatz

Mangelzustände wie Kopfschmerzen, niedriger Blutdruck, Verwirrung, Schwindel, Krampfanfälle sind nur bei schwerem Durchfall und Erbrechen – hier sind vor allem Säuglinge gefährdet –, schweren Verbrennungen, starkem Schwitzen und bei einigen Krebsformen zu erwarten.

Überdosierungen und Gefahren

Über die Gefahren einer zu hohen Kochsalzaufnahme wie Bluthochdruck, Herz-Kreislauf-Erkrankungen und Osteoporose wird kontrovers diskutiert. Der sparsame Einsatz von Kochsalz und das Bevorzugen von Gewürzen und Kräutern ist jedoch auch deshalb zu empfehlen, weil es deren Eigengeschmack fördert und das Essen genussvoller wird.

Nickel: Spurenelement und Kontaktallergen

Nickel bildet als Schwermetall mit Kobalt und Eisen eine Gruppe, da diese drei Elemente ähnliche Eigenschaften aufweisen. Sie finden sich nicht nur auf der Erde, sondern auch im Weltall. Meteoriten, die auf der Erde verglühen, bestehen vor allem aus Eisen und Nickel. Für den Menschen ist Nickel in sehr geringen Mengen ein notwendiges Spurenelement, es gilt jedoch nicht als essenziell. Nickel findet sich vor allem in den Knochen und als Eisenverwandter im Blut. Dort spielt es bei der Blutgerinnung eine Rolle. Nickel hat eine Reihe von physiologischen Funktionen. Es wirkt aktivierend bei Verdauungsvorgängen und anderen wichtigen biochemischen Vorgängen im Körper, an denen Enzyme beteiligt sind. Auf der anderen Seite kann die Aktivität von Enzymen durch die Anwesenheit von Nickel auch gehemmt werden.

Die wöchentliche Aufnahme mit der Nahrung beträgt im Durchschnitt etwa 0,15 mg. Nach Schätzungen dürfte der Nickelgehalt unserer Nahrungsmittel eher zu hoch liegen. Daher muss sich ein gesunder Mensch auch keine Gedanken über den Nickelgehalt seiner Nahrung machen.

Der Begriff Nickel hat einen ähnlichen Hintergrund wie der Name Kobalt (Kobold). Nickel oder Nickeln waren Berggeister, die Bergleute bei ihrer Arbeit plagten. Da Nickel mit den alten Verhüttungsmethoden nicht herzustellen war, schrieb man den Misserfolg den Nickeln zu. Dieser Linie ist Nickel treu geblieben. Das Metall gilt als potentes Kontaktallergen, so dass es immer mehr aus Modeschmuck, Uhren und so weiter verbannt wird.

Neben der natürlichen Verbreitung des Nickels ist die Mobilisierung des Metalls durch den Menschen getreten. Seit über 80 Jahren kennen wir nickelhaltige Geräte in Industrie und Haushalt, nickelhaltige Stähle wie Nirosta oder Legierungen mit Nickel. Allerdings wird Nickel in anderen Kulturen schon in vorgeschichtlicher Zeit für Legierungen verwendet. Die berühmten Schwerter aus Damaskus, die Damaszenerklingen, verdanken ihre Härte den Nickel-Eisen-Legierungen, die unter Verwendung von meteoritischem nickelhaltigem Eisen gewonnen wurden.

Als wichtigster Faktor der Luftbelastung mit Nickel gilt heute übrigens der Zigarettenrauch.

Hohe Nickelgehalte weisen alle Hülsenfrüchte, Getreide, besonders Hafer, Kakaoprodukte, Nüsse und schwarzer Tee auf. Zufuhrempfehlungen bestehen nicht.

Phosphor gibt Festigkeit und Struktur

Am Aufbau der belebten und unbelebten Natur ist das Element Phosphor entscheidend beteiligt. Phosphor und Schwefel werden als nichtmetallische Grundstoffe unserer Welt nicht zu den Mineralien und Spurenelementen gezählt. Beide haben jedoch entscheidende Bedeutung in vielen Stoffwechselprozessen und Grundregulationen des Körpers, so dass wir auch ihnen die Ehre erweisen möchten. Das ist auch richtig, weil besonders das problematische Phosphor-Calcium-Verhältnis eine entscheidende Rolle bei Entkalkungsschäden der Knochen spielt.

Das griechische Wort *phosphorus* bedeutet so viel wie »Lichtträger«. Phosphor ist äußerst reaktionsfreudig. Er kommt daher in der Natur nicht in reiner, elementarer Form vor, sondern stets in Verbindungen. Calciumphosphat, das Calciumsalz der Phosphorsäure, bildet einen wichtigen Bestandteil der Knochen. Phosphor ist also maßgeblich am Aufbau des Skelettsystems beteiligt. Rund 85 Prozent des Phosphors entfallen auf die Knochen. Dabei ist das Knochengerüst keineswegs nur ein Stützwerk für die Weichteile des Körpers, sondern gleichzeitig ein wichtiger Mineralspeicher. Das Knochengewebe befindet sich in einem ständigen Auf- und Abbau während des ganzen Lebens. Schon allein die Tatsache, dass sich im Knochenmark die Blutbildungsstätte befindet, weist auf eine reiche Gefäßversorgung dieses lebenden Organs hin.

Dieses Gleichgewicht hat auch einen entscheidenden Anteil an der Aufrechterhaltung des Säure-Basen-Gleichgewichts, das wiederum Einfluss auf den mineralischen Einbau in den Knochen nimmt. Phosphor ist darüber hinaus an der Energieübertragung im Zellstoffwechsel und an der Muskel- und Gehirntätigkeit beteiligt. So ist er Bestandteil des Lecithins (Phosphorsäure-Glyceryl-Ester), ein wichtiger Aufbaustoff des Körpers.

Obwohl Phosphor bedeutsame Aufgaben erfüllt, ist er mit einem Negativimage belegt. Die Annahme, dass energiereiche Phosphorverbindungen bei Kindern nervöse Störungen und Reizbarkeit auslösen, ist weder belegt noch widerlegt. Sie bildet jedoch sicher einen der für das Bild entscheidenden Faktoren.

Für die Lebensmittelindustrie bilden die Phosphate die eigentlichen Heinzelmännchen der Zusatzstoffe. Sie sind nicht nur Konservierungsmittel und Antioxidantien sowie Säureregulatoren, sondern auch Stabilisatoren, Emulgatoren und Rieselhilfsmittel und werden unter anderem in Kondensmilch, Schmelzkäse, Fleisch- und Fischerzeugnissen, Backwaren, Kartoffel-

und Eiprodukten, aber auch als Säuerungsmittel (Orthophosphorsäure) in Colagetränken eingesetzt.

Knochenveränderungen sind stoffwechselbedingt und von der Aufrechterhaltung der Calcium-Phosphat-Homöostase abhängig. Eine wünschenswerte Menge der Nährstoffzufuhr liegt bei Phosphor zwischen 800 und 1200 mg pro Tag. Die nennenswerten Phosphorlieferanten in der täglichen Ernährung sind Milch und Milchprodukte, Eier, Fisch, Geflügel, Hülsenfrüchte, Getreide, Haferflocken, Kakao, Mandeln und die oben genannten Erzeugnisse der Nahrungsmittelindustrie. Allerdings bilden Milch und Milchprodukte sowie Fleisch und Wurstwaren in der Regel einen Anteil von über 60 Prozent. Gemessen an den Aufnahmeempfehlungen lässt eine Analyse der tatsächlichen Zufuhr schon lange zu viel Phosphor und zu wenig Calcium erkennen. Für das Vermeiden von Schäden wie Kalkarmut in verhärteten Geweben (Osteoporose) ist in der Nahrung ein Gewichtsverhältnis von Phosphor zu Calcium in der Höhe von 1:1 anzustreben. Tatsächlich liegt dieses Verhältnis aber bei 1 für Calcium und 1,5 bis 2 für Phosphor. Auch hier wieder gilt: Osteoporose und auch Nierenverkalkung (Nephrocalcinose) geht in den Industrieländern Hand in Hand mit dem zu hohen Verzehr von tierischem Eiweiß. Gefährdete Menschen sollten ihren Milch-, Käse- und Fleischverzehr unter Kontrolle halten – ihrer Gesundheit zuliebe.

Die Schüssler Nährsalze Nr. 3 *Ferrum phosphoricum* verbessern die Sauerstoffzufuhr, Nr. 5 *Kalium phosphoricum* gilt als Energie- und Vitalisierungsmittel und Nr. 7 *Magnesium phosphoricum* als Entspannungs- und Entkrampfungsmittel. In der Homöopathie wird Phosphor bei mangelndem Selbstbewusstsein eingesetzt.

Schwefel und das Element Feuer

»Stinkende Schwefellust« wurde der Schwefelwasserstoff schon im Altertum genannt, wenn er durch vulkanische Ausdünstungen oder als Produkt von Fäulnisprozessen auftrat. Doch die Beleidigung der Nase konnte nicht verhindern, dass Schwefel eine rege Bädertradition begründete. Die Menschen waren einst mit der Natur eng verbunden, sie beobachteten die Wasser aufmerksam. Wo eines besonders roch, eine eigenartige Färbung aufwies oder gar warm und sprudelnd aus dem Boden trat, da vermutete man magische Kräfte aus dem Erdinnern. Vor allem der Schwefel, der auf einen vulkanischen Ursprung von Quellen schließen lässt, beflügelte die Fantasie. In der griechischen Mythologie galten die Vulkane als Schmiede des Hephaistos, von den Römern Vulcanus genannt, in der Blitze für Zeus, Waffen für Achilles, Herkules und Hektor und nicht zu vergessen die Pfeile für Eros gefertigt wurden. Die Werkstatt des Hephaistos, immerhin der einzige der antiken Götter, der einer geregelten und soliden Beschäftigung nachging, wies eine Reihe von Schloten auf, die einen gelben, nach faulen Eiern riechenden schwefligen Odem ausbliesen.

In der im Spätmittelalter allgegenwärtigen animistischen Tradition – alles ist belebt, von Dämonen, von Geistwesen bevölkert und von deren Kräften durchwebt – wird der Schwefel (Sulfur) als Sol (Sonne) dem männlichen Prinzip, dem Element Feuer (heiß, trocken) zugeordnet, während Quecksilber (Mercurius) als Luna (Mond) das weibliche Prinzip verkörpert und das Element Wasser (kalt und feucht) darstellt. Bei Paracelsus kam mit Sal dann noch das Prinzip des Festen (corpus, »Leib«) hinzu.

Das Element Schwefel liegt in der anorganischen und organischen Natur als Sulfid oder als Sulfat in Form von Salzen und in organischen Stoffen an Eiweiß gebunden vor. Er durchflutet den Körper und ist vor allem an Wärmeprozessen beteiligt. Die wichtigsten natürlich vorkommenden Sulfate sind Gips (Calciumsulfat), Bittersalz (Magnesiumsulfat), Schwerspat (Bariumsulfat) und das Glaubersalz (Natriumsulfat). Der reinweiße undurchsichtige Alabaster aus Volterra in Italien ist übrigens eine kristalline Form des Calciumsulfats.

Schwefel bildet auch die Grundlage für viele Heilquellen wie Schwefelberg Bad im Gantrischgebiet des Berner Mittellandes. Die Bäderquellen zeichnen sich durch einen großen Gehalt an leicht löslichen Salzen aus, so an Gips, Steinsalz, Glaubersalz, Natriumbicarbonat, die einzeln oder miteinander auftreten.

Viele Quellen weisen nicht nur einen hohen Gehalt an Mineralsalzen auf, sondern auch Substanzen, die als medizinisch wirksam gelten, so neben Schwefel auch Arsen, Jod, Brom, Lithium, Eisen und so weiter. Schwefelquellen sind in der Regel Gipswässer, in denen Bakterien den Gipsgehalt, das Calciumsulfat, in Schwefelwasserstoffgas umwandeln.

Schwefel bildet nach Calcium und Phosphor und noch vor Kalium und Natrium vom Gewichtsanteil her einen der wichtigsten Mineralstoffe des menschlichen Körpers.

Schwefel steht immer in Beziehung zu Eiweiß. Je eiweißreicher ein Lebensmittel ist, umso höher ist auch sein Schwefelgehalt. Im Gegensatz zu Phosphor trifft das nicht nur auf tierisches Eiweiß zu, sondern auch auf pflanzliches, wie eine kurze Aufstellung zeigt.

Schwefelgehalt von Lebensmitteln in mg pro 100 g Nahrungsmittel

Schweinefleisch	280	Hartkäse	250
Haselnuss	180	Lachs	100
Reis	120	Milch	40

Als Sulfid gehört Schwefel zu den ältesten Antioxidantien. Die Wirkung beruht weitgehend auf den reduktiven Eigenschaften. Er schützt zum Beispiel Ascorbinsäure vor Oxidation, wirkt farbstabilisierend und verhindert die enzymatische Bräunung von Obst, Kartoffeln und so weiter Er verhindert, dass goldgelbe getrocknete Aprikosen braun und Kartoffelchips grau und unansehnlich werden. Auch beim Wein stabilisiert der Schwefel die Farbe, indem er Oxidasen genannte Enzyme hemmt. Im Körper verhindert Schwefel, dass das Blut oxidiert. Im Lebensmittelbereich wird als Antioxidans und Farbstabilisator allerdings immer mehr Zitronensäure oder Ascorbinsäure eingesetzt, die nicht mit dem Negativimage des Schwefels behaftet sind.

Schwefel ist in jeder Körperzelle vorhanden. Besonders hohe Konzentrationen finden sich in der Haut, den Nägeln und den Haaren. Schwefel nimmt man hauptsächlich über das Nahrungseiweiß auf, wo er Teil der schwefelhaltigen Aminosäuren Cystein, Taurin und Methionin ist. Auch hier stoßen wir wieder auf äußerst komplexe Abläufe im menschlichen Stoffwechsel: Cystein bildet zusammen mit Glutaminsäure und Glycin, zwei anderen Aminosäuren, Glutathion, das oxidiertes Vitamin E und C zur Wiederverwertung aufbereitet, so dass die Körperreserven erhalten bleiben.

Schwefeldioxid ist ein farbloses, stechend riechendes Gas, das sich beim Verbrennen von Schwefel bildet. Schweflige Säure beziehungsweise deren anwendungstechnisch wichtige Salze, die Sulfate, entstehen durch Einleiten von Schwefeldioxid in wässrige Laugen – sie werden in geringen Mengen auch im Stoffwechsel gebildet.

Sulfide geben Knoblauch, Zwiebeln und Lauch ihr scharfes Aroma. In den Pflanzenzellen liegen sie als inaktive Vorstufen vor. Erst wenn das Gemüse aufgeschnitten wird, aktivieren zelleigene Enzyme die schwefelhaltigen Verbindungen. Deswegen treiben einem auch erst kleingeschnittene Zwiebeln Tränen in die Augen. Ihre Wirkung gegen unerwünschte Mikroorganismen ist seit langem bekannt. Besonders Knoblauch gilt von alters her als natürliches Antibiotikum. Die scharfen Wirkstoffe machen nicht nur Bakterien, Viren und Pilzen das Leben schwer, sie regen auch die Immunabwehr an und wirken auf vielfältige Weise einer Krebsentstehung entgegen. So hemmen Sulfide das Bakterienwachstum im Magen, was unter anderem die Entstehung von krebserregenden Nitrosaminen verringert. Sulfide verflüchtigen sich allerdings recht schnell. Wer sie optimal nutzen will, sollte regelmäßig frischen Knoblauch und Zwiebeln essen.

Funktion und Wirkungsweise

Schwefel übt im Körper antioxidative Wirkung aus und unterstützt die Vitamine E und C bei ihrer Arbeit.

Mangelzustände, Krankheiten und therapeutischer Einsatz

Anorganische Formen von Schwefel werden vom Körper nicht benötigt. Ein Mangel an Schwefel tritt nicht auf. In der Homöopathie aktiviert Sulfur den Stoffwechsel, entgiftet den Körper und treibt die Krankheiten nach außen. Bei akuten Erkrankungen verhindert Sulfur, dass sie in ein chronisches Stadium übertreten.

Täglicher Bedarf

Der Bedarf von Schwefel wird über den Eiweißverzehr geregelt, der in den Industrieländern tendenziell viel zu hoch ist.

Selen, das Spurenelement der Mondgöttin Selene

In seinem »Handbuch Nährstoffe« bringt Dr. Lothar Burgerstein das immer noch gestörte Verhältnis zum Spurenelement Selen auf den Punkt: *Bekannt wurden zunächst Intoxikationen mit Selen in Gebieten mit äußerst hohen Konzentrationen in den Böden. Noch heute ist der Respekt vor der Toxizität von Selen größer als die Beachtung der wichtigen Funktionen in unserem Stoffwechsel.*

Es scheint sich also zu bestätigen, dass bei Selen Licht und Schatten nahe beieinander liegen. Jakob Berzelius, der schwedische Mineraloge, hat das Spurenelement nach der Mondgöttin Selene benannt. Und während die Ernährungswissenschaft noch die Selenmängel beklagt und zur Einnahme von Präparaten rät, wachsen die Konzentrationen des Umweltgiftes Selen aus der Verwendung, Entsorgung und Verwitterung von Farben, Lacken, Transformatoren, Halbleitern, Fotozellen, Fotokopierern, Keramik, Plastik, Kosmetika, vor allem aber durch Vulkanausbrüche und fossile Brennstoffe bedenklich an.

Seit Beginn der achtziger Jahre ist der Zusammenhang zwischen Selenbelastung von Seen und Missbildungen von Fischen bekannt. Es wurden sogar Untersuchungsverfahren entwickelt, mit denen nach Art und Anzahl der Deformationen auf die Selenkonzentration der Gewässer Rückschlüsse möglich sind (Environmental implications of excessiv selenium. »Biomedical and Environmental Sciences 1997«).

Es gibt jedoch auch die andere Seite von Selen, nämlich jene als essenzielles Spurenelement und wirksames Therapeutikum. Bedenkt man die biologischen Hauptfunktionen von Selen als Bestandteil körpereigener Enzyme, im Zellschutz, bei der Entgiftung und bei Entzündungsprozessen und bei der Abwehrleistung des Immunsystems, wird schnell klar, dass bei Selenmangel viele Körperfunktionen negativ beeinflusst werden können. Selen wird zudem als hochwirksames Antioxidans angepriesen, das vor Krebs und allen möglichen Gefäßkrankheiten schützt, Rheuma und Arthritis lindert, Schwermetalle entgiftet, die Schilddrüsenfunktionen fördert oder gar den Verlauf von verschiedenen Autoimmunerkrankungen wie multiple Sklerose oder zystische Fibrose günstig beeinflusst.

Ein Problem ergibt sich allerdings daraus, das Nutzen und Schaden bei Selen sehr nahe beieinanderliegen. Während einerseits die tägliche Aufnahme von 200 µg empfohlen wird, warnen Toxikologen davor, dass es bereits bei 240 µg zu veränderten Leberwerten kommt.

Die regional stark unterschiedlichen Selengehalte der Böden führen dazu, dass auch die Selenkonzentrationen in Nahrungsmitteln schwanken. In den USA gibt es Gebiete, vor allem im Präriestaat South Dakota, wo die Böden so hohe Selengehalte aufweisen, dass über Anreicherungen vor allem in Pilzen Vergiftungserscheinungen auftreten können. Es gibt Pflanzen, die Selengehalte bis hin zu tödlichen Dosen aufweisen, so verschiedene südamerikanische Lecythidaceae (Topffruchtgewächse), zu denen der Kanonenkugelbaum und die Paranuss gehören. Nach Berichten aus Venezuela soll es durch den Verzehr des süßen Fruchtfleischs des Kanonenkugelbaums schon mehrfach zu schweren und auch tödlichen Selenvergiftungen gekommen sein. Von den im Handel befindlichen Paranüssen geht dagegen keine Gefahr aus. Sie bilden gute natürliche Selenquellen.

Burgerstein und einige Onkologen halten Langzeitdosierungen von bis zu 350 µg Selen pro Tag und Einmalgaben von maximal 3,5 mg für sicher, wobei andere Mediziner entschieden widersprechen. Sie halten schon 250 µg für eine kritische Obergrenze, die allerdings mit 200 g Thunfisch oder 100 g Paranüssen bereits erreicht wäre.

Das Wissen und Erfahrungen über Selen und seine Wirkungen sind in den letzten Jahren gewachsen, so dass das Spurenelement auch in der Therapie heute einen wichtigen Platz einnimmt.

Funktion und Wirkungsweise

Selen ist ein wirksames Antioxidans, spielt eine wichtige Rolle bei der Aktivierung der Schilddrüsenhormone und stärkt das Immunsystem.

D-A-CH-Zufuhrempfehlungen für Selen in µg

Die Zufuhrempfehlung für Selen beträgt 30 bis 70 µg.

Vorkommen von Selen in µg pro 100 g Nahrungsmittel

Paranüsse	230	Hering	140
Thunfisch	130	Sardine	85
Sojabohnen	60	Vollkornbrot, Weizen	55
Rindfleisch	30	Bohnen, weiße	22
Milchprodukte	6		

Überdosierungen und Gefahren

Die Symptome einer chronischen Selenüberbelastung sind Hautrötungen und -schwellungen, Erbrechen, Durchfall und Haarausfall.

Silizium – gesund für Haut und Haare

Silizium ist im menschlichen Körper nur mit 1 g vertreten, bescheiden im Vergleich etwa mit den 1,3 kg Calcium. Doch die geringe Menge bildet ein wichtiges Strukturelement für Knorpel, Haut und Bindegewebe und spielt auch beim Einbau von Calcium in den Knochen eine Rolle. Silizium ist wie Calcium bei diesem Prozess auf die Hilfe von Vitamin D angewiesen.

Der Begriff Silizium leitet sich vom lateinischen Wort *silex*, »Kieselstein, Feuerstein«, ab. Er bringt zum Ausdruck, dass Silizium häufiger Bestandteil vieler Minerale ist. In der Tat ist Silizium mit einem Anteil von etwa 26 Gewichtsprozent nach Sauerstoff und noch vor Aluminium das zweithäufigste Element der Erdkruste. So bestehen Sand und Quarz vorwiegend aus Siliziumdioxid. Viele Halbedelsteine bestehen im Wesentlichen aus Siliziumdioxid, etwa der Bergkristall, Amethyst, Rosen- und Rauchquarz, Achat, Jaspis und Opal. Beispiele für silikathaltige Mineralien sind Ton, Schiefer, Feldspat und Sandstein.

Der englische Begriff für Silizium, *silicon*, stammt aus dem 19. Jahrhundert. Die Endung -on soll dabei auf die chemische Verwandtschaft zum Kohlenstoff (carbon) hinweisen. Die erstmalige Herstellung reinen, kristallinen Siliziums gelang im Jahre 1854 mittels Elektrolyse. Silizium findet Verwendung in der Metallurgie, der Photovoltaik (Solarzellen) und in der Mikroelektronik (Halbleiter, Computerchips).

Ein Siliziummangel kann zu Wachstumsstörungen und einer Reihe von Hauterkrankungen wie chronischen Ekzemen und Juckreiz führen. Brüchige Nägel und Haarausfall können auch Symptome eines Siliziummangels sein. Ernstere Folgen bestehen möglicherweise in einer verminderten Elastizität bestimmter Anteile der Blutgefäßwände infolge Kollagenmangels und in mangelnder Elastizität der Knochen.

Zufuhrempfehlungen und Präparate

Für Silizium bestehen keine offiziellen Zufuhrempfehlungen. In der Fachliteratur (zum Beispiel Burgerstein) werden 10 bis 40 mg täglich empfohlen. Der Volksmund sagt, dass Hafer und Hirse gut für gesunde Haut und Haare sind, was auf die hohen Siliziumgehalte zurückzuführen ist. Silizium ist in Form von Kieselerde oder kieselerdehaltigen Basenmischungen erhältlich. Gut aufgenommen wird Silizium in Form von Tee oder Extrakten aus kieselhaltigen Pflanzen wie Ackerschachtelhalm oder Brennnesseln, da das Spurenelement dort bereits in assimilierter Form vorliegt.

Vorkommen von Silizium in mg pro 100 g Nahrungsmittel

Hafer	600	Hirse	500
Gerste	230	Kartoffeln	200
Vollkornbrot (Weizen)	150	Sonnenblumenkerne	15
Blumenkohl	10	Spinat	4
Birne	1.5	Apfel	1

Vanadium und die Fruchtbarkeitsgöttin Vanadis

Vanadium gehört wie Bor und Germanium zu einer Reihe nicht essenzieller Spurenelemente, denen im Körper und im Stoffwechselgeschehen jedoch wichtige Aufgaben zugeschrieben werden. Vanadium ist ins Gespräch gekommen, weil es ähnlich wie Chrom Einfluss auf die Insulinwirkung nimmt. Es fördert die Glycogenaufnahme in der Leber, führt also zu einer besseren Umsetzung der Glucose, des Traubenzuckers, der wichtigsten Substanz der Energiegewinnung und der Muskelversorgung. Da über Vanadium auch eine Verbesserung der Leistungsfähigkeit zu erwarten ist, findet das Spurenelement auch bei Leistungssportlern Beachtung.

Vanadium ist in seiner reinen Form ein stahlgraues Schwermetall. Im technischen Bereich wird Vanadium zur Legierung von Stählen, als Katalysator und zur Farbstoffherstellung verwendet. Seinen Namen erhielt es von dem schwedischen Chemiker Niels Gabriel Sefström. Er benannte es nach der nordischen Göttin der Fruchtbarkeit, der Liebe und des Frühlings Freya, die zum Geschlecht der Vanen gehörte und den Beinamen Vanadis trug.

Im menschlichen Organismus befindet sich Vanadium vor allem im Skelett und in einigen inneren Organen. Vanadium ist wichtig für die Regulierung des Blutzuckers, für den Fettstoffwechsel und bei der Knochen- und Zahnmineralisierung.

Der Bedarf an Vanadium wird unterschiedlich angegeben. Die Angaben schwanken von etwa 50 µg bis hin zu 1 mg. Vanadium kommt vor allem in Buchweizen, Speiseöl, Hülsenfrüchten und Nüssen vor.

Ohne Zink läuft nichts

Zink stellt für Pflanzen, Tiere und Menschen ein lebensnotwendiges Element dar. Es ist im Körper an unzähligen wichtigen Funktionen beteiligt, als Antioxidans, als Schwermetallgegenspieler. Zink nimmt positiven Einfluss auf entzündliche Tendenzen, psychische Erkrankungen und die Ausgewogenheit des Säure-Basen-Haushalts.

Was Zink sonst noch alles bewegt, kann man bis in die letzte Konsequenz nur erahnen. Zink dient etwa 200 Enzymen als sogenannter Co-Faktor. Jedes einzelne dieser Co-Enzyme nimmt Einfluss auf unsere Gesundheit. Allein deshalb wird der Zinkstatus im Körper ständig einer natürlichen Kontrolle unterzogen. Das geschieht über eine Regulation von Absorption und Ausscheidung des Spurenelements – je nach Versorgungslage und Bedarf. Auf diese Weise kann der Organismus bei einem Gesunden den Zinkhaushalt in Gleichgewicht halten. Rund 2 bis 3 g Zink enthält der menschliche Körper, damit ist es nach Eisen das zweitgrößte Spurenelement. Die Skelettmuskulatur und das Knochengewebe sowie Haut, Nägel und Haare enthalten hohe Werte an Zink. Besonders hohe Konzentrationen von Zink sind in den Inselzellen der Bauchspeicheldrüsen vorhanden: Hier hat das Zink die Aufgabe, das Hormon Insulin, das an der Steuerung des Blutzuckerspiegels beteiligt ist, als wasserunlöslichen Insulin-Zink-Komplex zu speichern.

Zink ist wichtig für das Wachstum und die Reifung. Es hat auch in den Zellen wichtige Aufgaben, es schützt zum Beispiel die Zellmembranen und ist am Stoffwechsel der Geschlechtshormone beteiligt. Ebenso wird das Spurenelement mit einer Beeinträchtigung des Geschmackssinnes, mit Hörschäden und mit Appetitmangel in Verbindung gebracht. Zink spielt im Stoffwechsel von Vitamin A eine wichtige Rolle, da es für die Synthese des Retinol bindenden Proteins in der Leber benötigt wird. Hohe Konzentrationen von Zink finden wir in der Netzhaut (Retina) des Auges, so dass ein Zusammenhang zwischen schlechtem Sehen in der Dämmerung und Zinkmangel vermutet wird. Zink schützt die Zellen und wehrt Schwermetallvergiftungen mit Cadmium, Blei und so weiter ab. Und schließlich greift Zink in den Säure-Basen-Haushalt ein, womit das Spurenelement auch Einfluss auf die Natrium- und Wasserausscheidungen des Körpers nimmt. Nerven, Fingernägel, Haare, Haut, Schleimhäute und Abwehrsystem: Alle sind auf eine ausreichende Zink-Versorgung angewiesen. Ohne Zink läuft nichts!

Das Risiko eines Zinkmangels gehen Frauen ein, die während der Schwangerschaft Eisenpräparate nehmen. Dies haben Studien ergeben (O'Brien et al.: Prenatal Iron Supplements impair Zinc Absorbation, »Journal of Nutrition«, 2000). Zwischen der Zinkmenge im Blut der Mutter und der im Nabelschnurblut gab es einen Zusammenhang: Hatte die Mutter einen niedrigen Zink-Plasmaspiegel, war auch der des Kindes erniedrigt. Selbst bei der Gabe von kombinierten Zink-Eisen-Präparaten blieb die Resorption des Zinks erniedrigt. Eine unzureichende Zinkversorgung gefährdet die normale Entwicklung des Fötus und führt zu Hautkrankheiten. Bekannt ist, dass sich auch Zink und Kupfer gegenseitig bei der Resorption hemmen können.

Im Körper besteht ein Gleichgewicht der Metalle Eisen, Kupfer, Kobalt und Zink. Wird Zink therapeutisch in hohen Dosen aufgenommen, kann das Gleichgewicht gestört werden. Es kommt zu einem Eisen- und Kupfermangel. Umgekehrt können hohe Eisenaufnahmen den Zinkhaushalt des Körpers beeinflussen.

Kupfer-Nickel-Zink-Legierungen, auch Neusilber oder Alpaka genannt, kamen in Form von verschiedenen Gebrauchsgegenständen im 18. Jahrhundert zu uns. Solche und ähnliche Legierungen wurden vor allem für Münzen verwendet. Bei der Einführung des Euro mussten einige Münzen wegen ihrer allergenen Wirkung vom Markt genommen werden.

Funktion und Wirkungsweise

Zinkblende ist das wichtigste Zinkmaterial, das häufig zusammen mit Bleisulfid (Galena) vorkommt. Reines Zink ist ein weißes, glänzendes Metall, das an feuchter Luft zu einem grauen Farbton anläuft. Und wenn wir dem Grimmschen Wörterbuch Glauben schenken wollen, hat kein Geringerer als Paracelsus die metallische Struktur des Zinks erkannt und ihm seinen Namen gegeben. Paracelsus schreibt in seiner 1538 erschienenen Chronik des Landes Kärnten: »das erz zincken, der weiter in europa nit gefunden wird, ist ein gar frembdes metall, sonderlich seltsamer denn andere.«

Zufuhrempfehlungen für Zink in mg

Die empfohlene tägliche Zufuhr für Zink beträgt nach D-A-CH 7 bis 10 mg, therapeutische Dosierungen (nach Werbach) 20 bis 100 mg.

Vorkommen von Zink in mg pro 100 g Nahrungsmittel

Weizenkleie	12	Schweineleber	6
Austern	6	Linsen	5
Erbsen, Vollkornbrot	4	Bohnen, Mais	3

Vitamine, Mineralstoffe, Spurenelemente und Krankheiten

Der Mensch braucht Vitamine, Mineralstoffe und Spurenelemente, um seine Körperfunktionen aufrechtzuerhalten und Mangelsymptome zu vermeiden. Doch bedeutet die bloße Abwesenheit von Mangelerscheinungen auch schon Gesundheit und eine sichere Vitalstoffversorgung? Die Empfehlungen für die einzelnen Vitamine, Mineralstoffe und Spurenelemente gelten für Gesunde ohne spezielle Stressfaktoren und herausfordernde Lebenssituationen.

Je nach Art von Krankheit und Befindlichkeitsstörung kann jedoch der Bedarf an einzelnen Vitaminen in unterschiedlichem Ausmaß erhöht sein. Doch sowohl präventivmedizinisch wie therapeutisch werden in Fachkreisen kontroverse Standpunkte vertreten. Einerseits werden moderate Erhöhungen der Vitamin- und Mineralgaben empfohlen, andererseits gelten Megadosen nach Pauling und Werbach als Erfolgsrezept.

Bevor zusätzliche Vitamingaben über die tägliche Nahrung hinaus erwogen werden, muss gesichert sein, dass diese vom Körper überhaupt aufgenommen und in Stoffwechselprozesse übergeleitet werden können. Ist das nicht der Fall, sollte zuerst den Ursachen für Störungen nachgegangen werden (Leber- und Magen-Darm-Probleme, Organschäden, Alkohol, Rauchen, Wechselwirkungen mit Arzneimitteln und so weiter). Inwieweit der Versorgungszustand mit Vitaminen in der Pathogenese, also der Entstehung und Entwicklung von Krankheiten, eine Rolle spielt, wird noch nicht überall gleich wahrgenommen, was auch für die präventivmedizinische Wirkung gilt. Die Grundlagenforschung und das Erfahrungswissen legen nahe, dass den antioxidativen Vitaminen A, C und E, allein oder zusammen mit Spurenelementen wie Selen, Zink und Molybdän sowie bioaktiven Substanzen wie Phenolen oder Lutein, bei der Entstehung bestimmter Krebsformen und Herz-Kreislauf-Erkrankungen eine Schutzfunktion zukommt.

Doch die Resultate der zahlreichen Studien, die je nach Interessenlage mal diese und mal jene Aussage stützen oder verwerfen, führen zur Verwirrung und bilden kaum eine solide Hilfe für Menschen in Bedrängnis. Es ist daher realistisch, Vitamine und Mineralstoffe mit dem Umfeld von scheinbar wissenschaftlich-neutralen Studien als Teil eines Business zu betrachten, bei dem es zunächst einmal um Vermarktungsstrategien geht.

Da wird Rauchern empfohlen, mit den antioxidativen Vitaminen A, C und E die Folgen ihres Lasters zu verringern, und ein industrieller Boom für die Präparate setzt ein. Kurze Zeit später müssen Gesundheitsbehörden eine Warnung vor dem unbedarften Schlucken von synthetischen ACE-Präparaten herausgeben, da mit diesen das Risiko für Raucher, an Krebs zu erkranken, noch erhöht wird. Große Zweifel sind auch bei ACE-Säften angebracht, die mit synthetischen Vitaminen aufgepeppt werden, da sie die Gefahr von Überdosierungen ohne erkennbaren Nutzen in sich bergen. Und da mischt schließlich der »Spiegel« die Szene auf mit Titeln wie »Forscher warnen vor Vitamin-E-Kapseln« oder »Auch Vitamin-C-Pillen steigern Herztod-Gefahr«. Interessenskonflikte, unsorgfältige Versuchsanordnungen mit ungebrochenem Vertrauen in Tierversuche und die fehlende Wahrnehmung, dass Vitamine und Vitalstoffe im lebenden Organismus in Kreisläufe mit individuell zu wertenden Faktoren eingebettet sind, führen zu diesen unsäglichen Verwirrspielen. Ein bekannter Biochemiker und Mikrobiologe nannte solche Versuchsanlagen einmal »Tierversuche am Menschen«.

Vitamine sind keine Arzneimittel, die nach dem Prinzip input – output funktionieren. Sie sind immer in komplexe Kreisläufe eingebettet, an denen andere Vitamine sowie eine Vielzahl von Enzymen, Mineralien, Spurenelementen, Hormonen, der Säure-Basen-, Wasser- und Sauerstoffhaushalt beteiligt sind. Sie machen Menschen widerstandsfähiger und können so einen Heilungsprozess positiv beeinflussen. Im Gegensatz zu Arzneimitteln integrieren sich Vitamine in den normalen biochemischen Prozess des Körpers, während Arzneimittel – vor allem bei Langzeiteinnahme – diese Prozesse stören. Und kein Zweifel: Auch das emotionale Geschehen hat Einfluss auf die Fähigkeit, Vitamine und Mineralstoffe für den Stoffwechsel zu aktivieren. Ob jemand gestresst ist und in Angst lebt oder zufrieden in innerer Ruhe mit Lebenslust, beeinflusst den Vitamin- und Mineralienstatus ganz entscheidend.

Dabei schlüsselt ein sorgfältiges Beobachten und Wahrnehmen der Stoffwechselvorgänge und ihrer Entgleisung viele Zusammenhänge auf. Selbstverständlich haben Vitamine und hat der Vitaminstatus Einfluss aufs Krankheitsgeschehen, und selbstverständlich können Vitamingaben sowohl prophylaktisch wirken, als auch den Heilverlauf günstig beeinflussen.

So gehen mehr als zwei Drittel aller bösartigen Geschwulste, die gefürchteten Karzinome, vom Epithel, den obersten Hautschichten, aus. Diese neigen auch immer zu Metastasen, also dem Verschleppen von Geschwulstkeimen auf dem Lymph- oder Blutweg an entfernt gelegene Körperstellen. Da die Mehrzahl der

Krebsgeschwülste sich aus Zellen des Epithelgewebes entwickeln, ist von einem Zusammenhang mit dem Hautschutzvitamin A auszugehen. Das Epithel ist die oberste Schicht der Haut und Schleimhaut. Es verliert bei Vitamin-A-Mangel seine Widerstandskraft und wird anfällig für Infektionen. Die Logik des Stoffwechselgeschehens lässt erwarten, dass zwischen Vitaminmangel und Krebsrisiko bestimmte Beziehungen bestehen. Wie in der Lunge sind auch in Magen, Darm und Blase bei Krebserkrankungen Epithelzellen des Haut- und Schleimhautgewebes betroffen, was zu Lungen-, Kehlkopf-, Speiseröhren-, Magen-, Blasen-, Dickdarm-, Gebärmutter- und Prostatakrebs führen kann. Vitamin A ist ein Schutzstoff für Haut und Schleimhäute. Es sollte als Beta-Carotin ausreichend über die tägliche Nahrung aufgenommen werden, ist aber auch begleitend in der Krebsbehandlung sinnvoll.

Vitamine und absurde Tierversuche

Die Ratte gilt als eines der meistmissbrauchten Geschöpfe für Tierversuche. Doch sind solche Tests, was immer auch damit bewiesen werden soll, grundsätzlich sinnlos. Sie lassen keine Rückschlüsse auf den Menschen zu. Die im Körper ablaufenden Stoffwechselprozesse von Tieren unterscheiden sich in vieler Hinsicht von denen des Menschen. So ist etwa die Kuh als Wiederkäuer über ihren Pansenmagen zur Eigensynthese der B-Vitamine fähig. Der menschliche Organismus dagegen kann die B-Vitamine nur in beschränktem Umfang und Vitamin C gar nicht erzeugen. Letzteres aber kann beispielsweise die Ratte. Wichtige Versuchstiere wie eben Ratten bauen sich das Schlüsselvitamin C im Körper selber auf, was wegen der völlig anderen Stoffwechselsituation Rückschlüsse aus Tierversuchen grundsätzlich fragwürdig macht. Diese Fähigkeiten der Ratten sind bekannt, seit Seefahrer an der Vitamin-C-Mangelkrankheit Skorbut erkrankten und starben, die Ratten auf den Schiffen dagegen munter weiterlebten.

Doch der systematisch betriebene Unfug mit Tierversuchen wird noch ins Absurde gesteigert. So nutzt das Institut für Pflanzenphysiologie, Pathologie und Wildkrautforschung der Polytechnischen Universität Virginia die Fähigkeiten der Ratten zur Vitamin-C-Synthese, indem Rattengene in Kopfsalat eingebaut werden. Angeblich bildet dieser Salat sieben Mal mehr Vitamin C als gewöhnlich – guten Appetit!

Von Krebskranken ist bekannt, dass ihr Vitaminbedarf deutlich erhöht ist. Die sogenannten Fresszellen (Phagozyten) haben einen hohen Gehalt an Vitamin C und sind entscheidend für die Körperabwehr. Krebskranke oder Krebsgefährdete sind daher in besonderem Maße auf Vitamin C angewiesen. Das gilt besonders für die Nachbehandlung, um Metastasen zu verhindern, da die wenigsten Erkrankten an den Primärtumoren sterben. Vitamin C hat zudem noch Auswirkungen auf den Eisenstoffwechsel und das hormonelle System. Es hat also nicht oder nur bedingt einen therapeutischen Einfluss auf das Krankheitsgeschehen selbst, sondern stärkt die körpereigenen Abwehrkräfte und damit auch die Lebensqualität. In kanadischen Studien konnten bei Frauen mit Brustkrebs und Männern mit Lungenkrebs eine deutliche Lebensverlängerung und eine Verbesserung der Lebensqualität durch folgende pro Tag verabreichte Kombination von Vitaminen und Spurenelementen nachgewiesen werden:

- 2 bis 10 g Vitamin C
- 500 bis 600 mg Niacin
- 250 µg Cobalamin
- 5 mg Folsäure
- 1000 I.E. Vitamin E
- 50 000 bis 100 000 I.E. Beta-Carotin
- 200 bis 300 µg Selen
- 250 mg Zink
- 300 mg Co-Enzym Q10

Therapeutisch sinnvoll ist auch Thiamin, Vitamin B_1, allerdings immer im Zusammenspiel mit dem ganzen B-Komplex. Es sorgt dafür, dass die von den Eierstöcken gebildeten Östrogene laufend vom Enzymsystem der Leber abgebaut werden. Bei Mangel an B_1 ist eine übermäßige Östrogenwirkung möglich, die krebsbegünstigend sein kann.

Als Krebstherapie, als Nachbehandlung von Krebs und unter Umständen auch zur Vorbeugung ist der hochdosierte Einsatz von Vitaminen zusammen mit den Spurenelementen Selen und Zink zu erwägen. Auch die natürlichen Begleitstoffe von Obst und Gemüse wirken antimikrobiell, bieten einen natürlichen Zellschutz und sind damit krebsvorbeugend. Zu diesen oft vergessenen Begleitern gehören ätherische Öle, Bitterstoffe, Schleimstoffe, Polyphenole und vor allem die Bioflavonoide, die an gelbe, rote, grüne oder violette Pflanzenfarbstoffe von Roten Rüben, Karotten, Äpfeln, Brokkoli oder Paprika gebunden sind. Sie stimulieren die Immunabwehr und hemmen eine Tumorentwicklung.

Colitis ulcerosa, Morbus Crohn und Vitalstoffmängel

Colitis ulcerosa ist eine chronisch-entzündliche Erkrankung des Dickdarms, die die oberste Schleimhaut-Schicht betrifft und zu Schwellungen und Geschwüren – Ulcera genannt – führt. Sowohl Männer als auch Frauen erkranken gleichermaßen an Colitis ulcerosa, und obwohl sie häufig bei Patienten unter 30 Jahren diagnostiziert wird, kann die Erkrankung in jedem Alter auftreten.

Morbus Crohn ist eine in Schüben verlaufende chronisch-entzündliche Darmerkrankung, deren Ursache unbekannt ist. Die Entzündung kann alle Teile des Verdauungstraktes betreffen, am häufigsten ist sie jedoch im Übergangsbereich vom Dünndarm zum Dickdarm lokalisiert. Typisches Symptom sind immer wieder auftretende Durchfälle, die von krampfartigen Schmerzen im rechten Unterbauch begleitet sind. Bei der Mehrzahl der Betroffenen kommt es nach langjährigem Krankheitsverlauf zu Komplikationen wie Fistelbildung, Abszessen oder Darmverschluss, die häufig eine Operation erforderlich machen.

Bei beiden Erkrankungen und auch all jenen, die Stoffwechsel, Magen und Darm, Leber und Nieren betreffen, ist es wichtig, dass der Vitamin- und Mineralstatus überprüft wird. Ein kranker, entzündeter Darm wird immer auch zu Defiziten an Vitaminen, Mineralien und Spurenelementen führen.

Äsculap, der Sohn des Apollo und Beschützer der Heilkunst, hatte zwei Töchter: Hygieia und Panacea, die die beiden Aspekte der Heilkunde vertraten. Hygieia, die Göttin der Gesundheit, den Aspekt der Vorbeugung, Panacea, die göttliche Heilerin von allen Leiden, die Therapie. Panacea, die Botin des Heils, ist heute mit den chronisch-degenerativen Krankheiten überfordert, weil die umfassende Gesundheitsvorsorge der göttlichen Hygieia in der offiziellen Medizin kaum noch Gewicht hat. Der Schwerpunkt muss sich von der klinischen und kurativen Medizin hin zur Gesundheitsvorsorge und präventiven Medizin verschieben, die Beschwerden, Störungen und Krankheiten zu verhindern sucht oder dann so frühzeitig erkennt und mit allen therapeutischen Möglichkeiten behandelt, bevor sie ins chronische Stadium eintreten und Organdefekte zu beklagen sind. Mehr mündige, eigenverantwortliche und selbstbewusste Menschen könnten einer solchen Entwicklung zum Durchbruch verhelfen.

Wir armen Schlucker

Immer mehr Veredlungsprodukte der Nahrungsmittelindustrie überschwemmen den Markt. Doch was sich modisch verpackt als eine gesunde Ernährung aufdrängt, führt über einseitige Kost mit einem Mangel an Vitalstoffen oft zu Mangelzuständen mit Krankheitsfolgen. Food Design ist nichts anderes als ein raffiniertes Baukastensystem, bei dem im ersten Schritt pflanzliche oder tierische Rohstoffe so weit zerlegt werden, dass nur noch die Basiskomponenten von Eiweiß, Fett und Stärke übrigbleiben. Diese Compounds aus Aminosäuren, Glyceriden, Fettsäuren, Glucose, Stärke, Maltodextrin und so weiter werden in einem zweiten Schritt dann modifiziert und mit Aromen, Geschmacksverstärkern, Antioxidantien, Konservierungsmitteln, synthetischen Farben und vielen weiteren Zusatz- und Hilfsstoffen für den Markt und den Zeitgeschmack fit gemacht. Die Nahrungsmittelindustrie nimmt uns dabei in weiten Bereichen die Verdauungs- und Stoffwechselleistungen ab. Wenn beispielsweise das Disaccharid Haushaltszucker und die Stärke bereits zu dem viel verwendeten Einzelzucker Glucose aufgeschlossen sind, müssen die körpereigenen Enzyme keine Abbauprozesse und Stoffwechselleistungen auslösen. Und wenn wir unsere Kauwerkzeuge nicht mehr benötigen, weil uns immer mehr extrudierte Nahrungsmittel (Fitness-Flakes statt Nüssen, Rosinen und Haferflocken) im Munde zergehen, werden diese mit der Zeit verkümmern.

Früher galt jemand, der nichts zu beißen hatte, als ein armer Schlucker. Die Redewendung ist – wenn auch in einem etwas anderen Sinne – heute wieder aktuell.

Stichwortverzeichnis

Buchempfehlungen

- Burgersteins Handbuch Nährstoffe, Haug Verlag, 11. Auflage 2007
- Bässler, Golly, Loew, Pietrzik: Vitamin-Lexikon, Urban & Fischer, 3. Auflage 2002

3. Auflage, 2012

AT Verlag, Aarau und München
Lektorat: Diane Zilliges, Wörthsee-Steinebach
Buchgestaltung: Jürg Peter Hunziker, Langendorf
Illustrationen: Debora Knieriemen, Huttwil
und Corinne Bromundt, St. Gallen
Druck und Bindearbeiten: Kösel, Kempten
Printed in Germany

ISBN 978-3-03800-249-9

www.at-verlag.ch